T. Wiegand, L. Froschauer, C. Lutz

TMS und EMS – Arbeitsbuch *Figuren lernen*

Elsevier GmbH, Bernhard-Wicki-Str. 5, 80636 München, Deutschland
Wir freuen uns über Ihr Feedback und Ihre Anregungen an kundendienst@elsevier.com

ISBN 978-3-437-41295-0

2. Auflage 2024

Wichtiger Hinweis
Die medizinischen Wissenschaften unterliegen einem sehr schnellen Wissenszuwachs. Der stetige Wandel von Methoden, Wirkstoffen und Erkenntnissen ist allen an diesem Werk Beteiligten bewusst. Sowohl der Verlag als auch die Autorinnen und Autoren und alle, die an der Entstehung dieses Werkes beteiligt waren, haben große Sorgfalt darauf verwandt, dass die Angaben zu Methoden, Anweisungen, Produkten, Anwendungen oder Konzepten dem aktuellen Wissensstand zum Zeitpunkt der Fertigstellung des Werkes entsprechen.
Der Verlag kann jedoch keine Gewähr für Angaben zu Dosierung und Applikationsformen übernehmen. Es sollte stets eine unabhängige und sorgfältige Überprüfung von Diagnosen und Arzneimitteldosierungen sowie möglicher Kontraindikationen erfolgen. Jede Dosierung oder Applikation liegt in der Verantwortung der Anwenderin oder des Anwenders. Die Elsevier GmbH, die Autorinnen und Autoren und alle, die an der Entstehung des Werkes mitgewirkt haben, können keinerlei Haftung in Bezug auf jegliche Verletzung und/oder Schäden an Personen oder Eigentum, im Rahmen von Produkthaftung, Fahrlässigkeit oder anderweitig übernehmen.

Für die Vollständigkeit und Auswahl der aufgeführten Medikamente übernimmt der Verlag keine Gewähr.
Geschützte Warennamen (Warenzeichen) werden in der Regel besonders kenntlich gemacht (®). Aus dem Fehlen eines solchen Hinweises kann jedoch nicht automatisch geschlossen werden, dass es sich um einen freien Warennamen handelt.

Bibliografische Information der Deutschen Nationalbibliothek
Die Deutsche Nationalbibliothek verzeichnet diese Publikation in der Deutschen Nationalbibliografie; detaillierte bibliografische Daten sind im Internet über https://www.dnb.de abrufbar.

24 25 26 27 28 5 4 3 2 1

In ihren Veröffentlichungen verfolgt die Elsevier GmbH das Ziel, genderneutrale Formulierungen für Personengruppen zu verwenden. Um jedoch den Textfluss nicht zu stören sowie die gestalterische Freiheit nicht einzuschränken, wurden bisweilen Kompromisse eingegangen. Selbstverständlich sind **immer alle Geschlechter** gemeint.

Planung: Veronika Rojacher, München
Projektmanagement: Elisabeth Märtz, München
Redaktion und Herstellung: Hildegard Graf, Germering
Datenaufbereitung: abavo GmbH, Buchloe
Satz: STRAIVE, Puducherry/Indien
Druck und Bindung: Drukarnia Dimograf Sp. z o. o., Bielsko-Biała/Polen
Umschlaggestaltung: Stefan Hilden, HildenDesign.de; SpieszDesign, Neu-Ulm
Covermotiv: © HildenDesign unter Verwendung eines Motivs von Shutterstock.com/theromb

Aktuelle Informationen finden Sie im Internet unter **www.elsevier.de**

Inhaltsverzeichnis

Fehler gefunden?

An unsere Inhalte haben wir sehr hohe Ansprüche. Trotz aller Sorgfalt kann es jedoch passieren, dass sich ein Fehler einschleicht oder fachlich-inhaltliche Aktualisierungen notwendig geworden sind.

Sobald ein relevanter Fehler entdeckt wird, stellen wir eine Korrektur zur Verfügung. Mit diesem QR-Code gelingt der schnelle Zugriff.

http://else4.de/978-3-437-41295-0

Wir sind dankbar für jeden Hinweis, der uns hilft, dieses Werk zu verbessern. Bitte richten Sie Ihre Anregungen, Lob und Kritik an folgende E-Mail-Adresse: kundendienst@elsevier.com

Die Aufgabengruppe *Figuren lernen*

Dieses Arbeitsbuch beinhaltet Übungsaufgaben zur Aufgabengruppe *Figuren lernen* für den TMS in Deutschland und den EMS in der Schweiz. Insgesamt 180 originalgetreue Übungsaufgaben in Form von 9 kompletten Simulationen können in diesem Arbeitsbuch bearbeitet werden.

Die Aufgabengruppe *Figuren lernen* ist ein Teilbereich des TMS/EMS, der sich sehr gut üben lässt. Hierbei werden in erster Linie die Merkfähigkeit von Bildinhalten abgeprüft.

Diese Aufgabengruppe besteht aus zwei Phasen, der Einprägephase (4 Minuten) und der Reproduktionsphase (5 Minuten). Zwischen der Einpräge- und der Reproduktionsphase liegt noch die Einprägephase für die Aufgabengruppe *Fakten lernen* und die gesamte Aufgabengruppe *Textverständnis,* die 60 Minuten dauert.

In der Einprägephase werden 20 Figuren bestehend aus 5 Feldern gezeigt. Je eines dieser Felder ist schwarz ausgefüllt. In der Reproduktionsphase werden schließlich die gleichen 20 Figuren in anderer Reihenfolge und ohne schwarz ausgefüllte Felder präsentiert. Es soll jeweils angegeben werden, welches Feld in der Einprägephase geschwärzt war.

Bei jeder Aufgabe der Reproduktionsphase sind die Antwortmöglichkeiten A, B, C, D und E gegeben, von denen jeweils immer nur **eine** Antwort korrekt ist. Da für falsche Antworten keine Punkte abgezogen werden, solltest du immer eine Antwortmöglichkeit ankreuzen – auch, wenn du dir unsicher bist.

Es existieren viele verschiedene Merk- und Bearbeitungsstrategien. Eine Methode ist, jede Figur mit einem realen Gegenstand/einer realen Figur in Verbindung zu bringen. Je seltsamer/lustiger/verrückter, desto einprägsamer. So abstrus es klingt – eine „Hand mit abgehacktem Mittelfinger" kann man sich gut merken.

Achtung! Es ist untersagt, während der Einprägephase Notizen oder Zeichnungen anzufertigen.

In unserem Kursbuch gehen wir noch tiefer auf die Bearbeitungsstrategien der jeweiligen Aufgabentypen sowie auf den TMS und EMS im Allgemeinen ein. Für ein umfangreiches Verständnis lohnt es sich, unser Kursbuch genau durchzulesen.

Wir wünschen dir viel Spaß bei der Bearbeitung der Übungsaufgaben, hohe Resilienz, langes Durchhaltevermögen und natürlich viel Erfolg beim Test!

HIER GEHT'S ZUM STRATEGIEVIDEO

Dieses Arbeitsbuch bietet auch ein Video mit einem Überblick über die Aufgabengruppe, Bearbeitungsstrategien und Beispielen – bequem zu erreichen über diesen QR-Code:

https://else4.de/kfb

TMS-ERFAHRUNGSBERICHTE

Wir haben einige interessante Erfahrungsberichte zum TMS gesammelt. Hier erfährst du, wie es anderen in deiner Situation ergangen ist, denn dein Traum vom Studienplatz soll Wirklichkeit werden – und hier liest du, wie das funktionieren kann!

Prozentrang 100, das hat der Autor der Simulation, Christian Plumeyer, geschafft:

https://else4.de/vk9

Noch vor dem Studium in die Forschung? Das hat Tim Wiegand, Autor des Kompendiums, erlebt:

https://else4.de/94q

Gute Struktur und Organisation – die Schlüssel zum TMS-Erfolg:

https://else4.de/5gw

4 Schritte zum TMS:

https://else4.de/lgk

Weitere informative und motivierende Blogbeiträge von TMS-Teilnehmerinnen und -Teilnehmern findest du fortlaufend hier:

https://else4.de/oux

Berichte auch du von deinen Erfahrungen !

Wir freuen uns über jeden Hinweis, jede kreative Idee und natürlich auf dich! Wir wären sehr dankbar, wenn du dir fünf Minuten Zeit nehmen würdest, um an dieser kleinen Umfrage teilzunehmen. Wenn du zukünftig Interesse hast an einer Zusammenarbeit, geht's ebenso hier lang:

https://else4.de/8gs

KAPITEL

1 Aufgaben – Einprägephase

TMS & EMS	Lernteil: 20 Lerneinheiten, 4 Minuten Reproduktion: 20 Aufgaben, 5 Minuten

Übungsset 1 – Einprägephase

Merken Sie sich die Position des schwarzen Feldes in jeder einzelnen Figur. Diese wird in der Reproduktionsphase abgefragt. (4 min.)

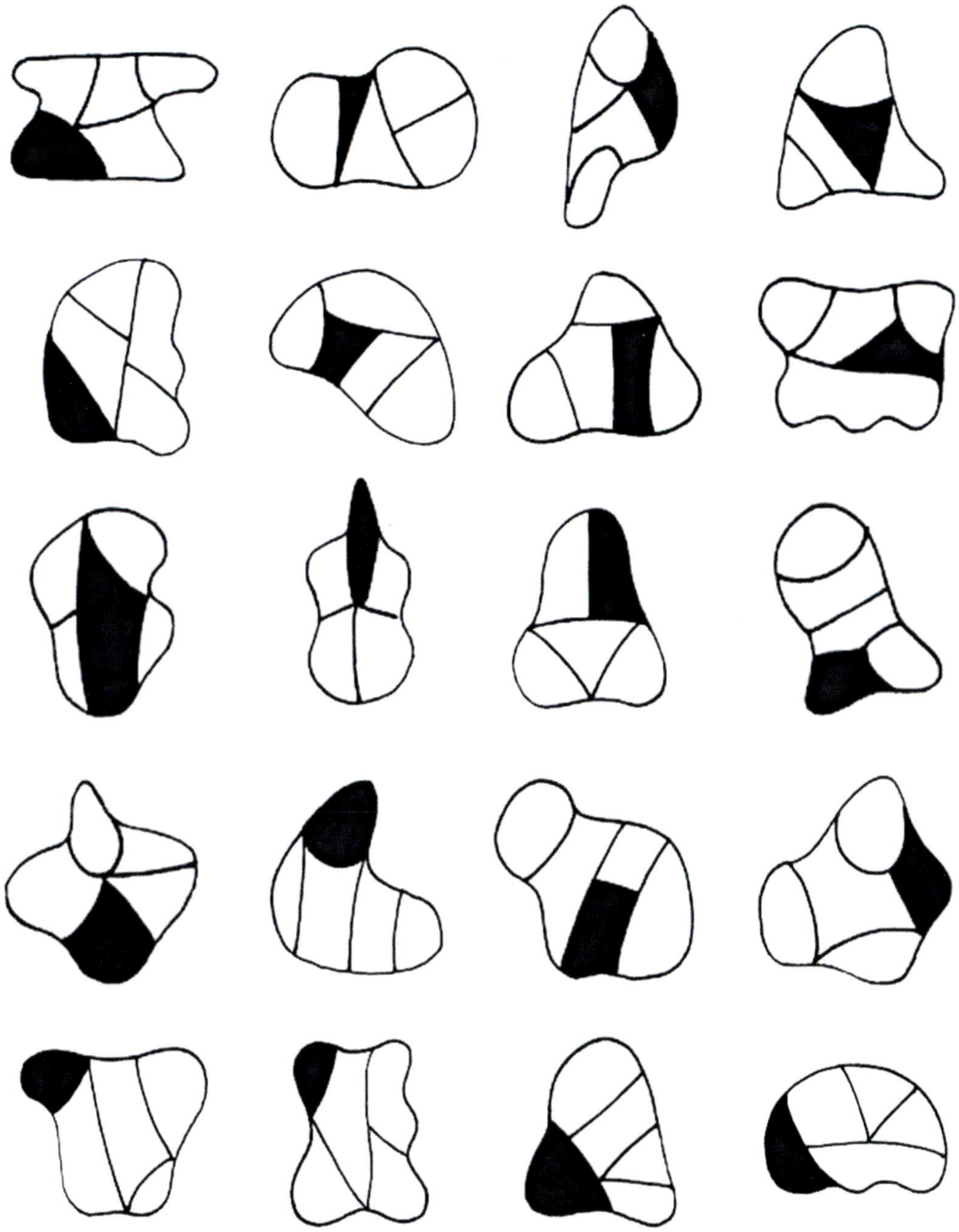

Übungsset 2 – Einprägephase

Merken Sie sich die Position des schwarzen Feldes in jeder einzelnen Figur. Diese wird in der Reproduktionsphase abgefragt. (4 min.)

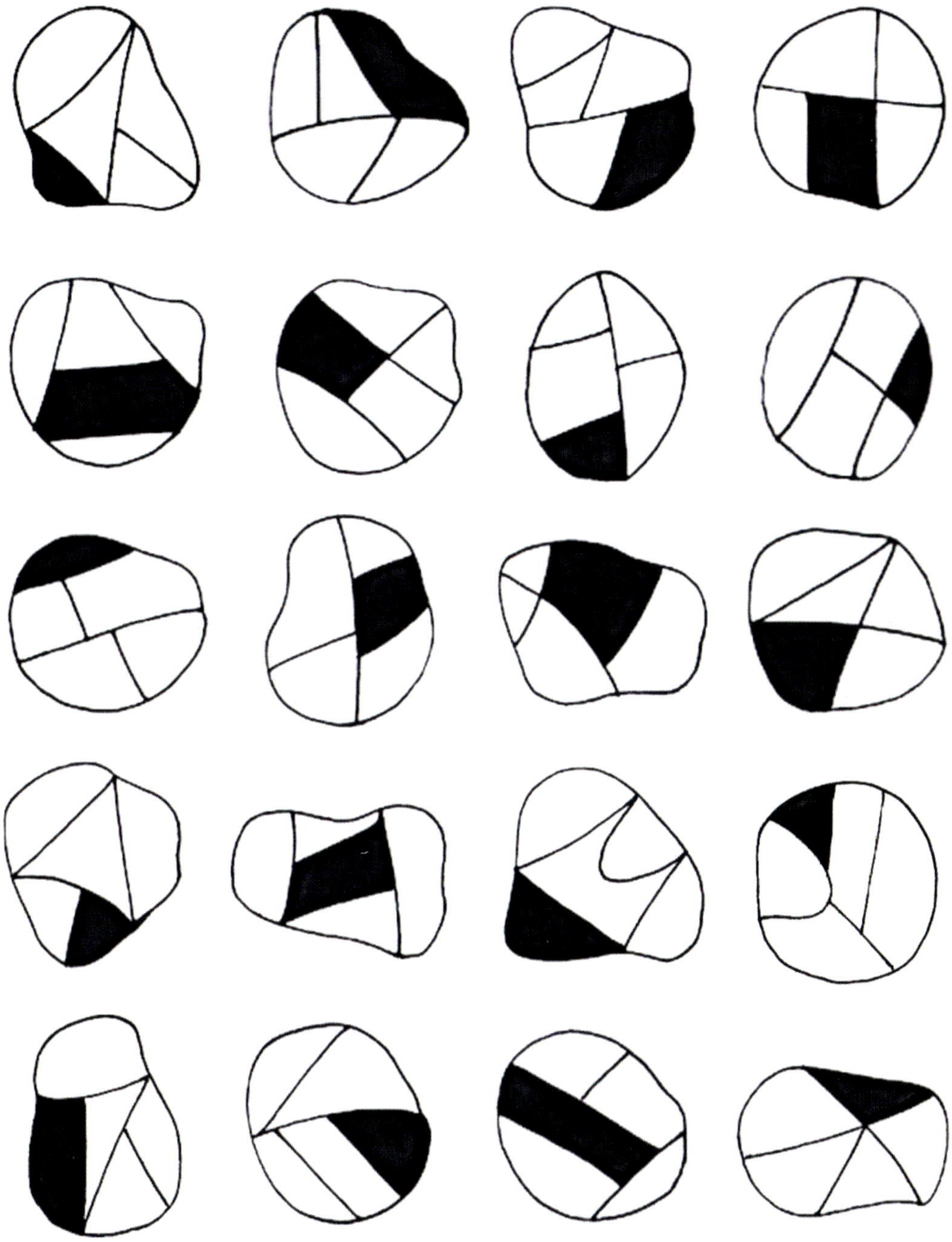

Übungsset 3 – Einprägephase

Merken Sie sich die Position des schwarzen Feldes in jeder einzelnen Figur. Diese wird in der Reproduktionsphase abgefragt. (4 min.)

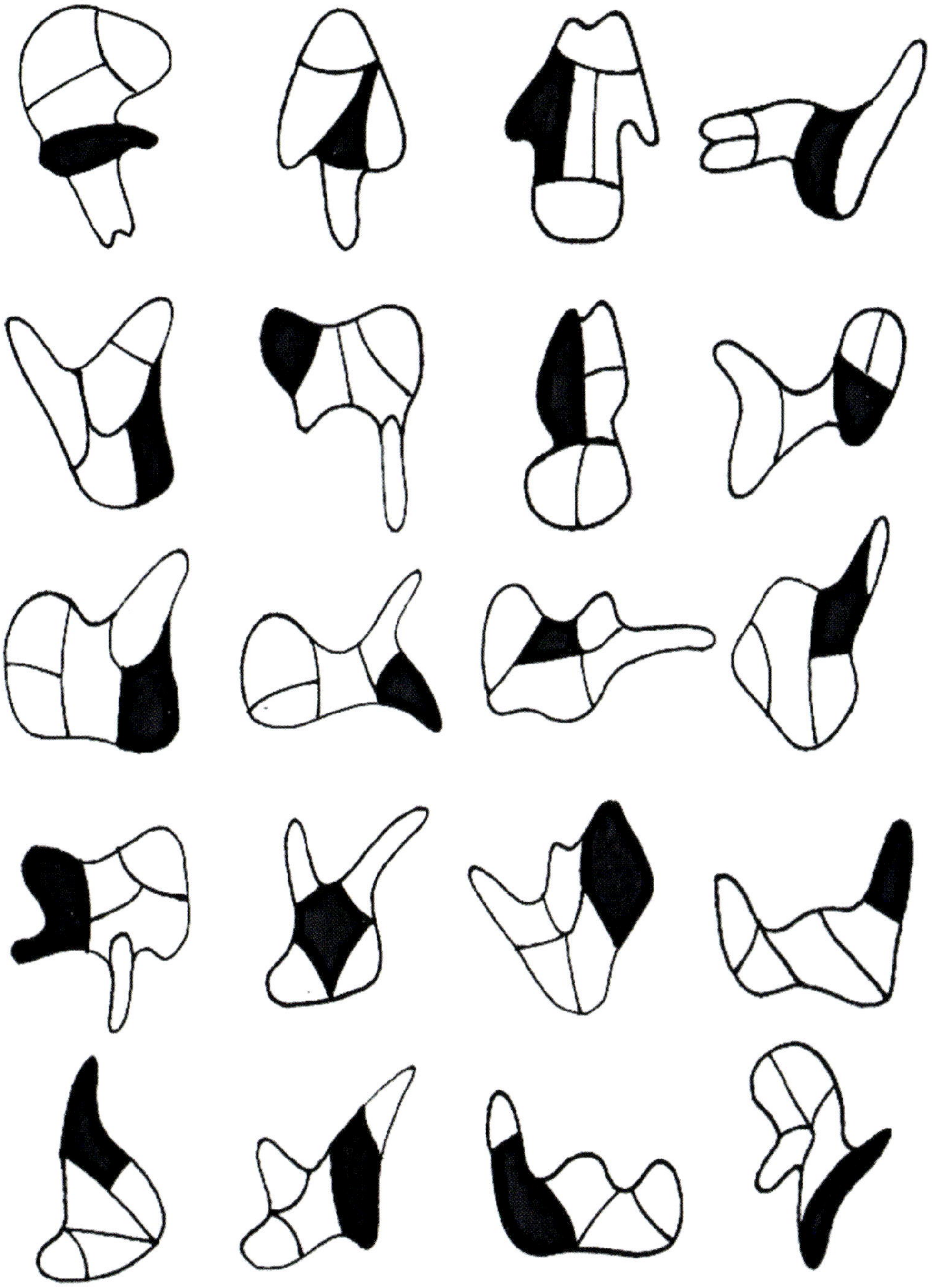

Übungsset 4 – Einprägephase

Merken Sie sich die Position des schwarzen Feldes in jeder einzelnen Figur. Diese wird in der Reproduktionsphase abgefragt. (4 min.)

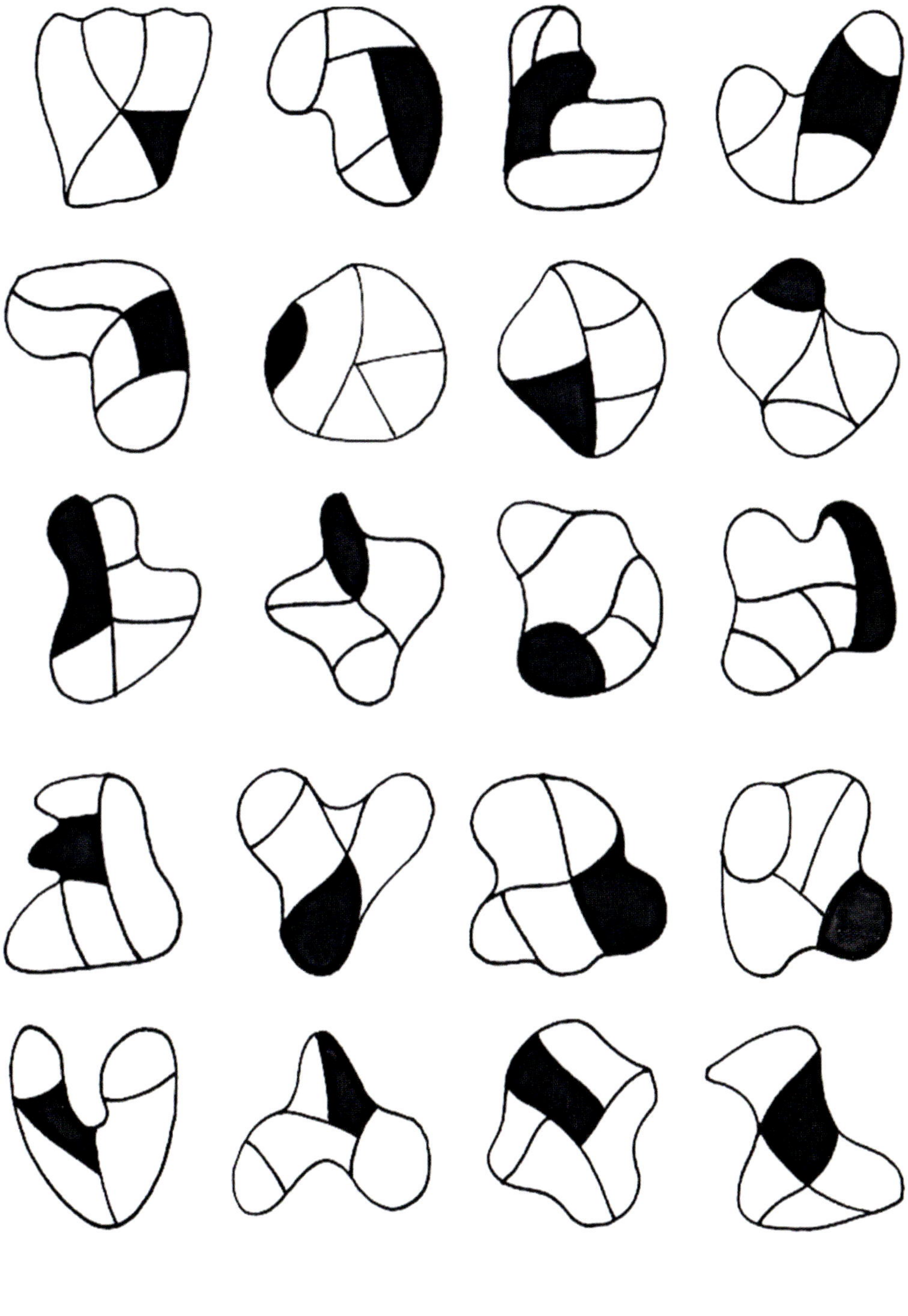

Übungsset 5 – Einprägephase

Merken Sie sich die Position des schwarzen Feldes in jeder einzelnen Figur. Diese wird in der Reproduktionsphase abgefragt. (4 min.)

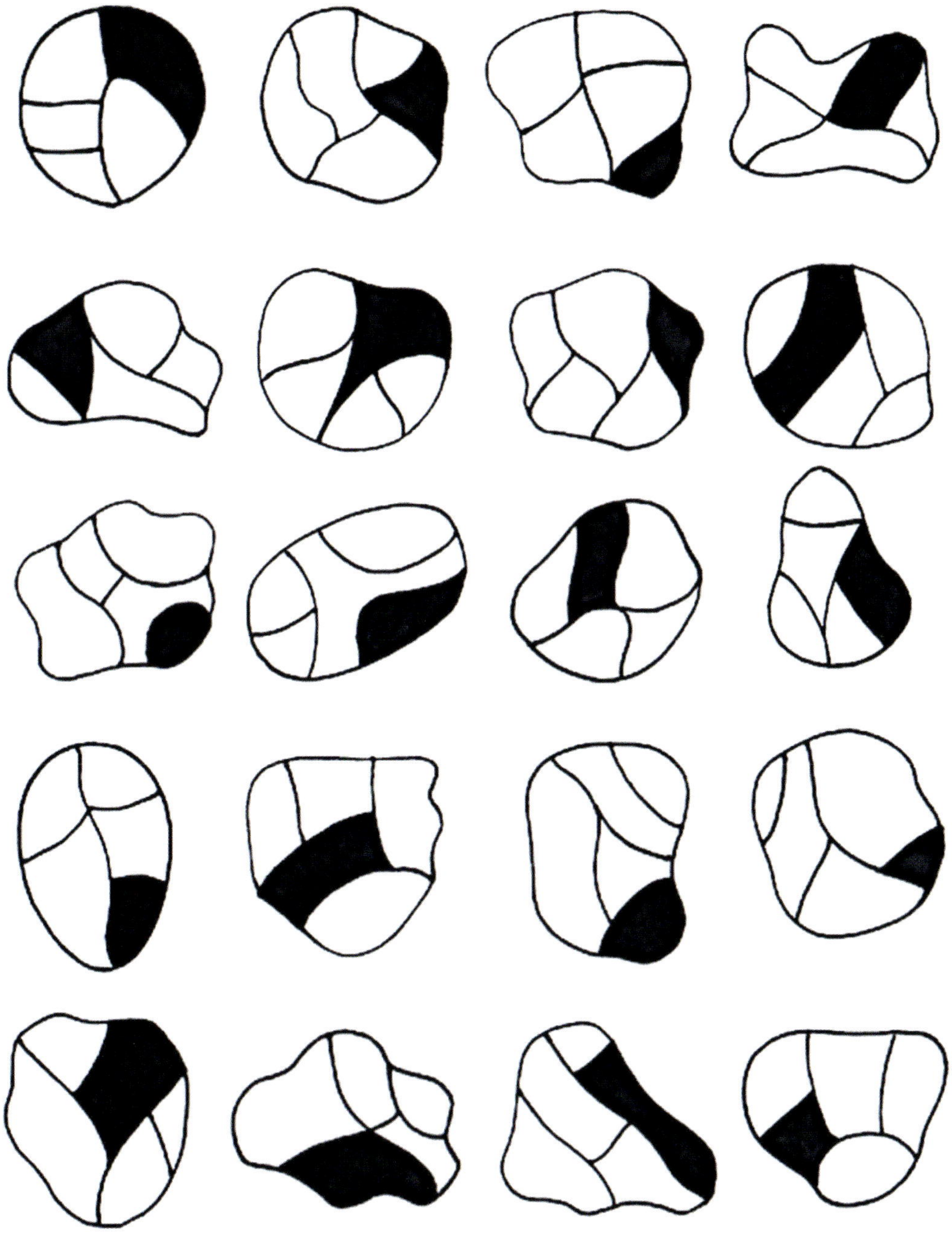

Übungsset 6 – Einprägephase

Merken Sie sich die Position des schwarzen Feldes in jeder einzelnen Figur. Diese wird in der Reproduktionsphase abgefragt. (4 min.)

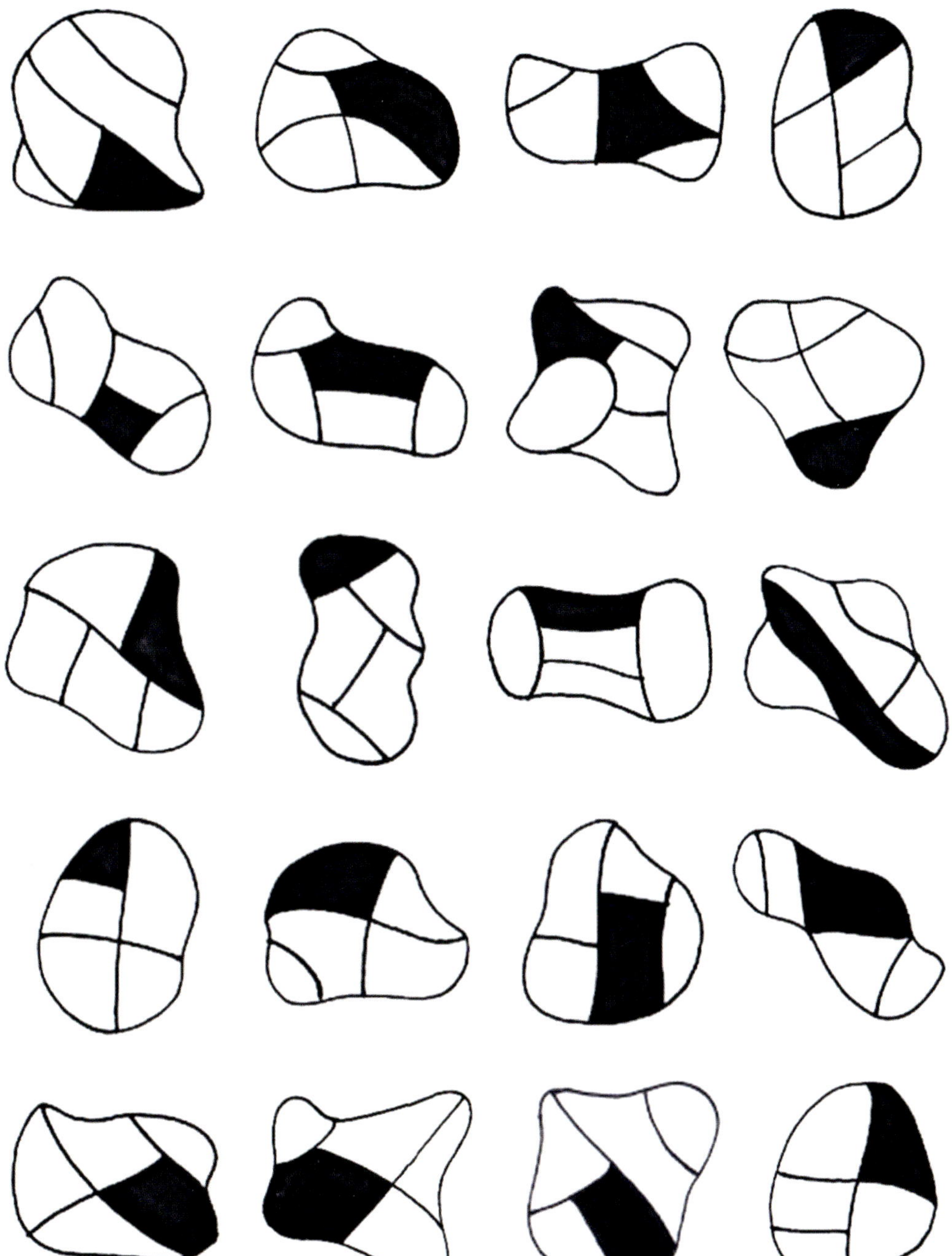

Übungsset 7 – Einprägephase

Merken Sie sich die Position des schwarzen Feldes in jeder einzelnen Figur. Diese wird in der Reproduktionsphase abgefragt. (4 min.)

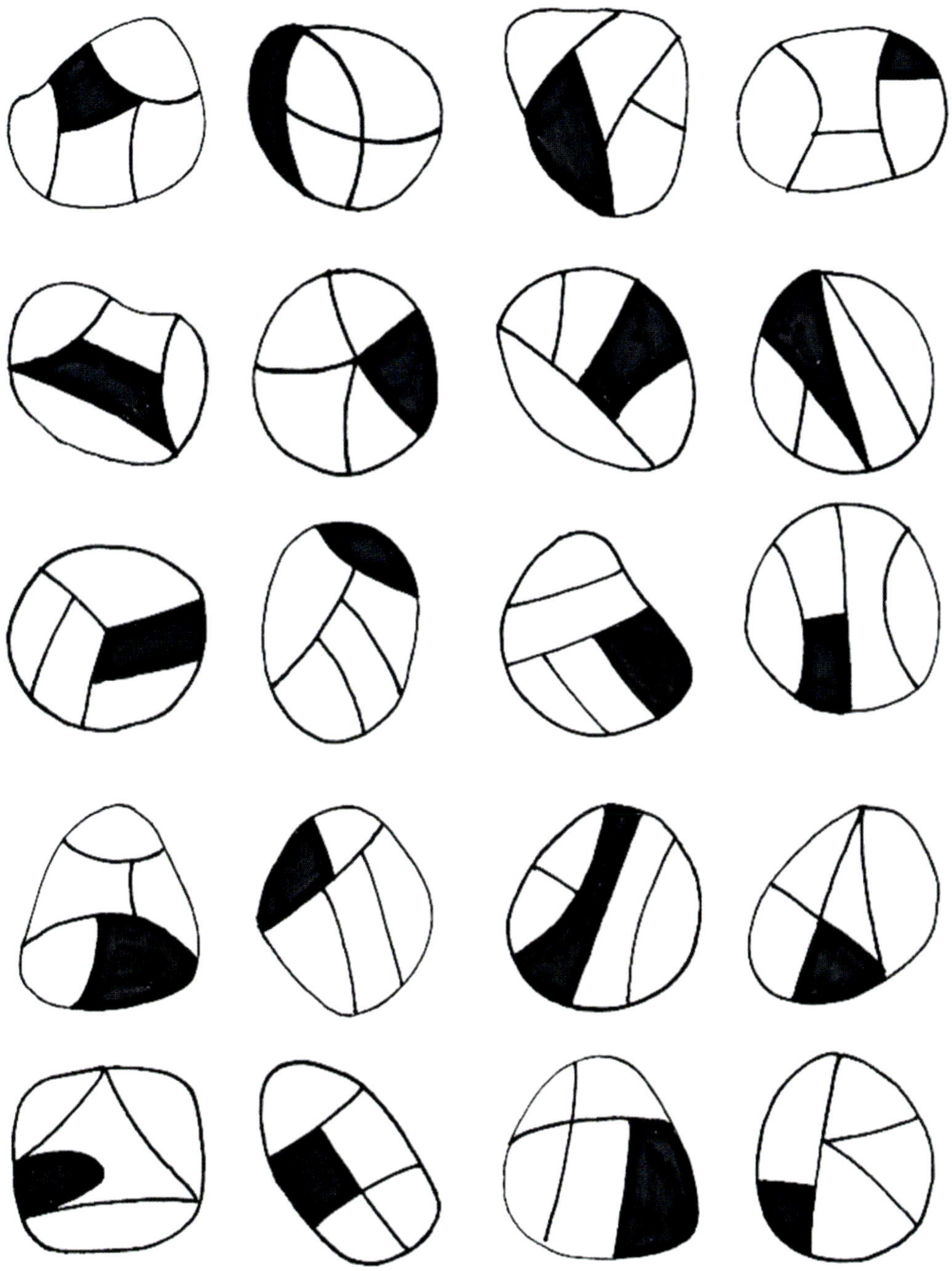

Übungsset 8 – Einprägephase

Merken Sie sich die Position des schwarzen Feldes in jeder einzelnen Figur. Diese wird in der Reproduktionsphase abgefragt. (4 min.)

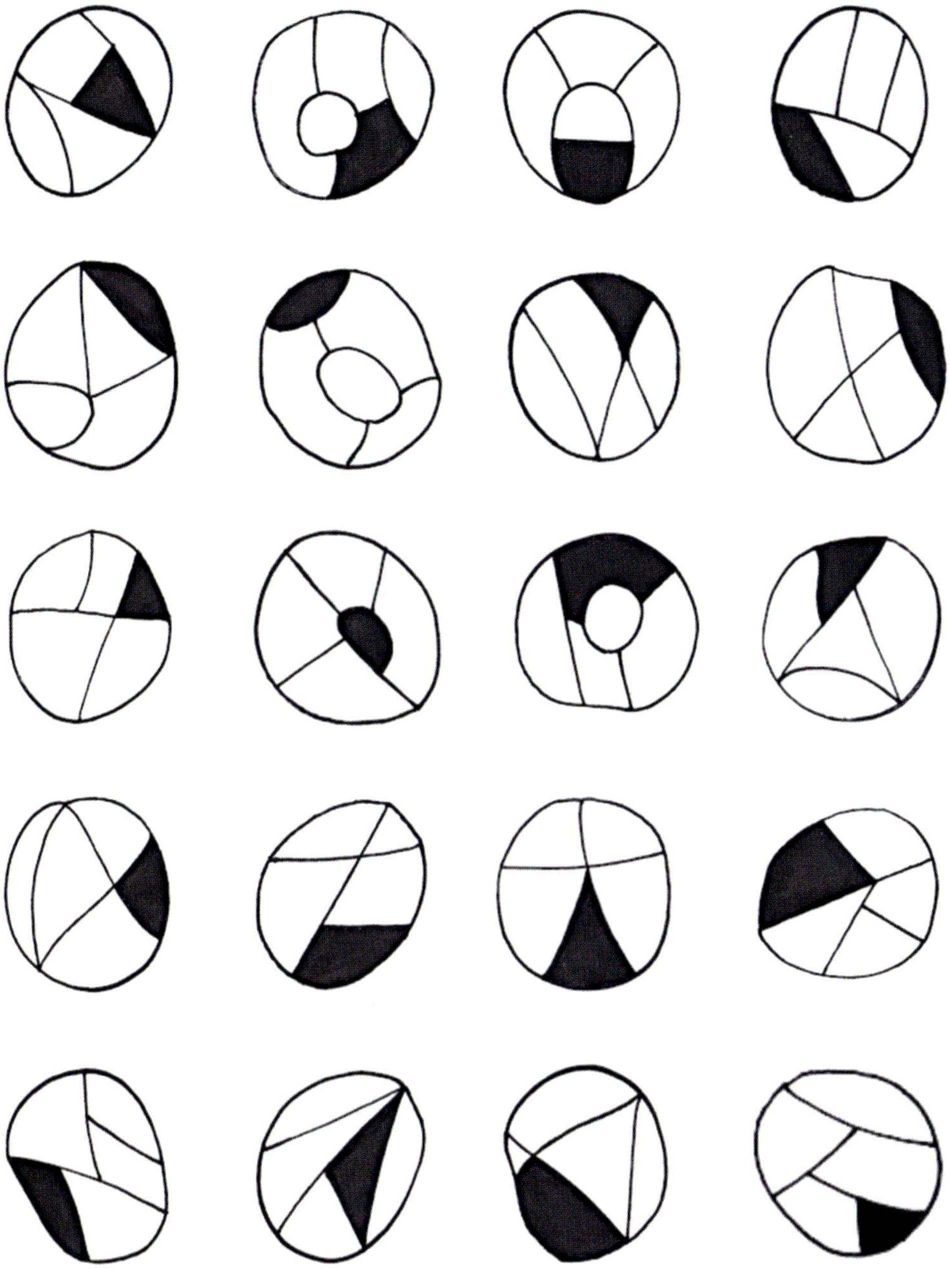

Übungsset 9 – Einprägephase

Merken Sie sich die Position des schwarzen Feldes in jeder einzelnen Figur. Diese wird in der Reproduktionsphase abgefragt. (4 min.)

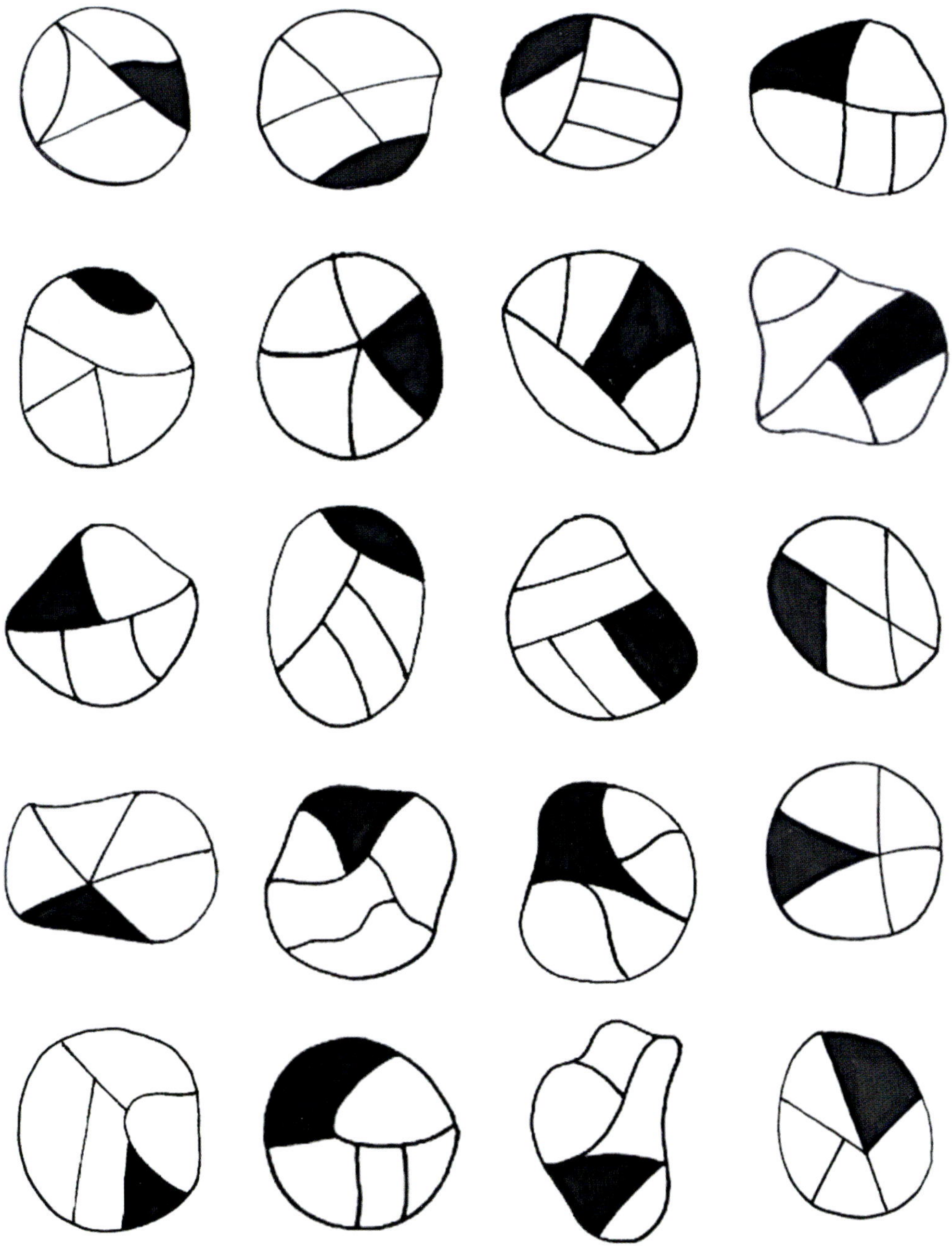

Übungsset 10 – Einprägephase

Merken Sie sich die Position des schwarzen Feldes in jeder einzelnen Figur. Diese wird in der Reproduktionsphase abgefragt. (4 min.)

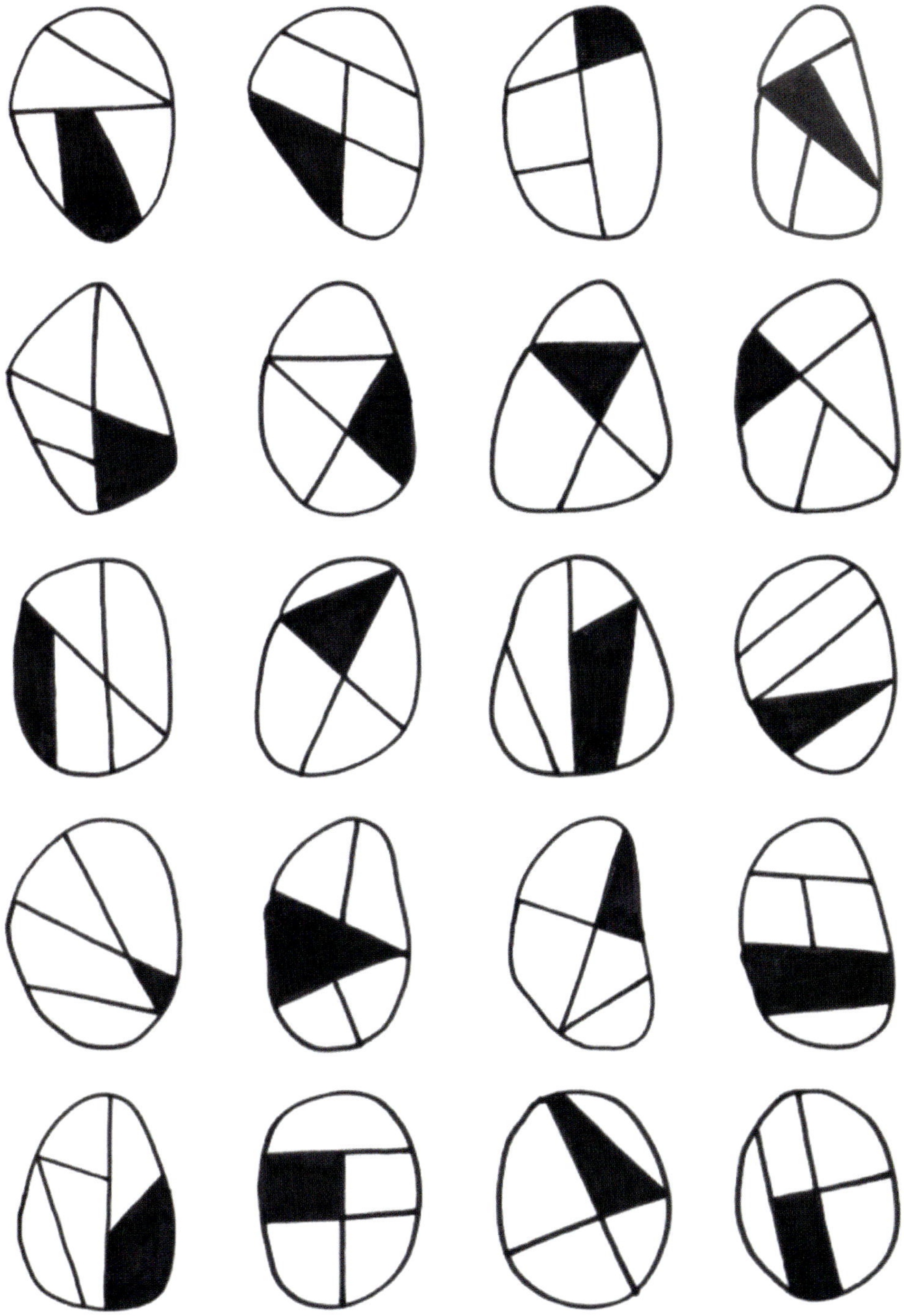

Übungsset 11 – Einprägephase

Merken Sie sich die Position des schwarzen Feldes in jeder einzelnen Figur. Diese wird in der Reproduktionsphase abgefragt. (4 min.)

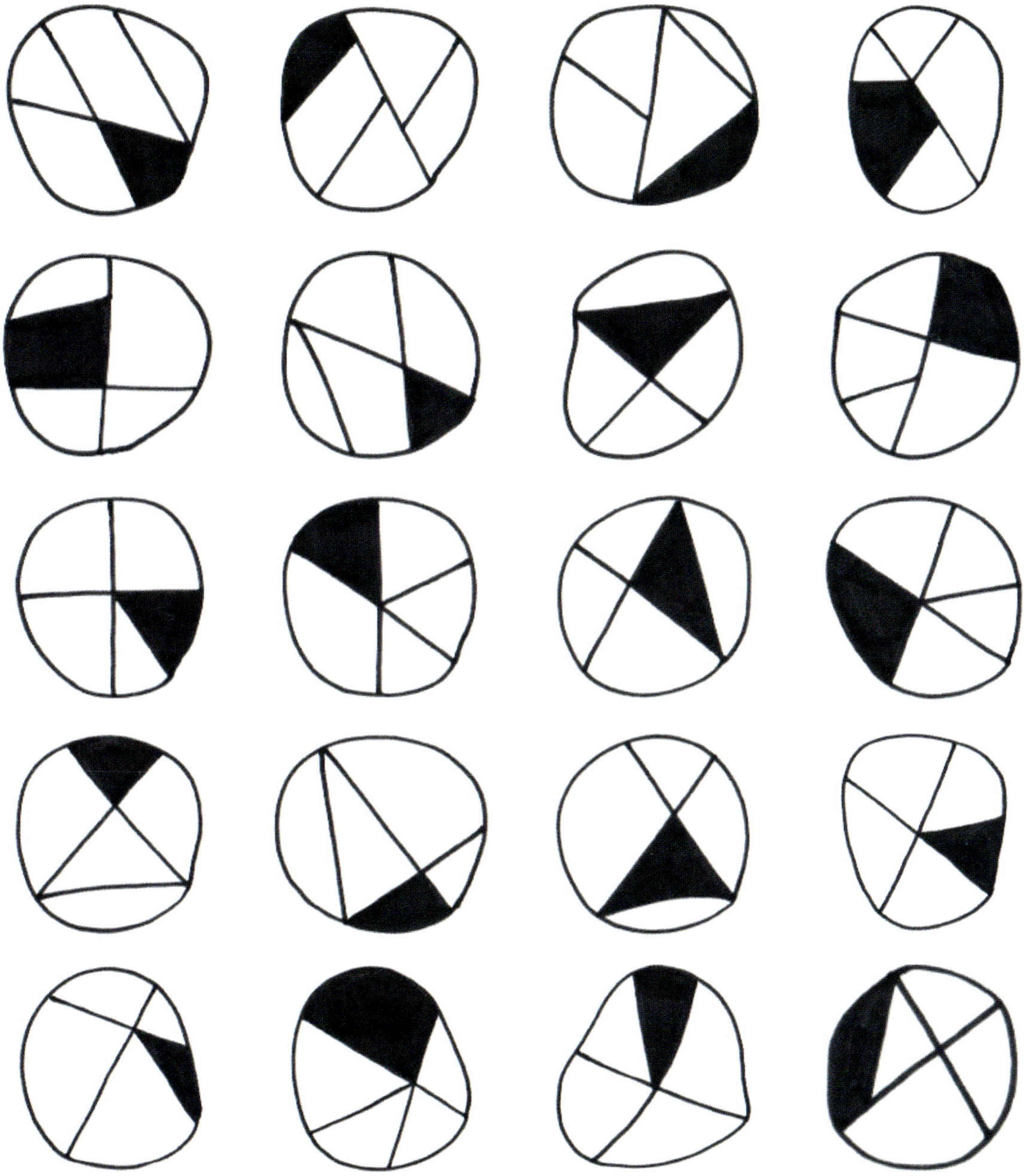

Übungsset 12 – Einprägephase

Merken Sie sich die Position des schwarzen Feldes in jeder einzelnen Figur. Diese wird in der Reproduktionsphase abgefragt. (4 min.)

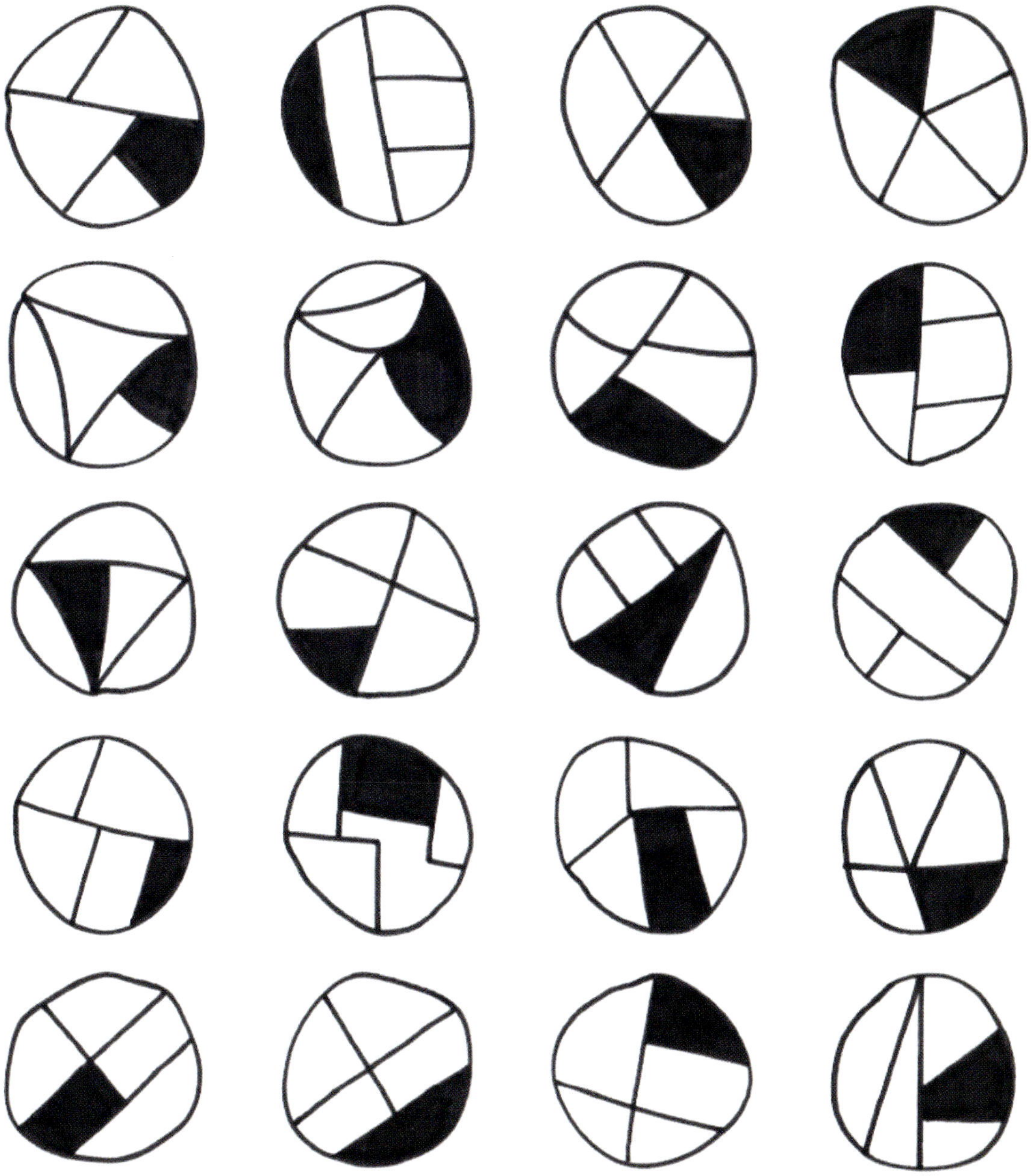

Übungsset 13 – Einprägephase

Merken Sie sich die Position des schwarzen Feldes in jeder einzelnen Figur. Diese wird in der Reproduktionsphase abgefragt. (4 min.)

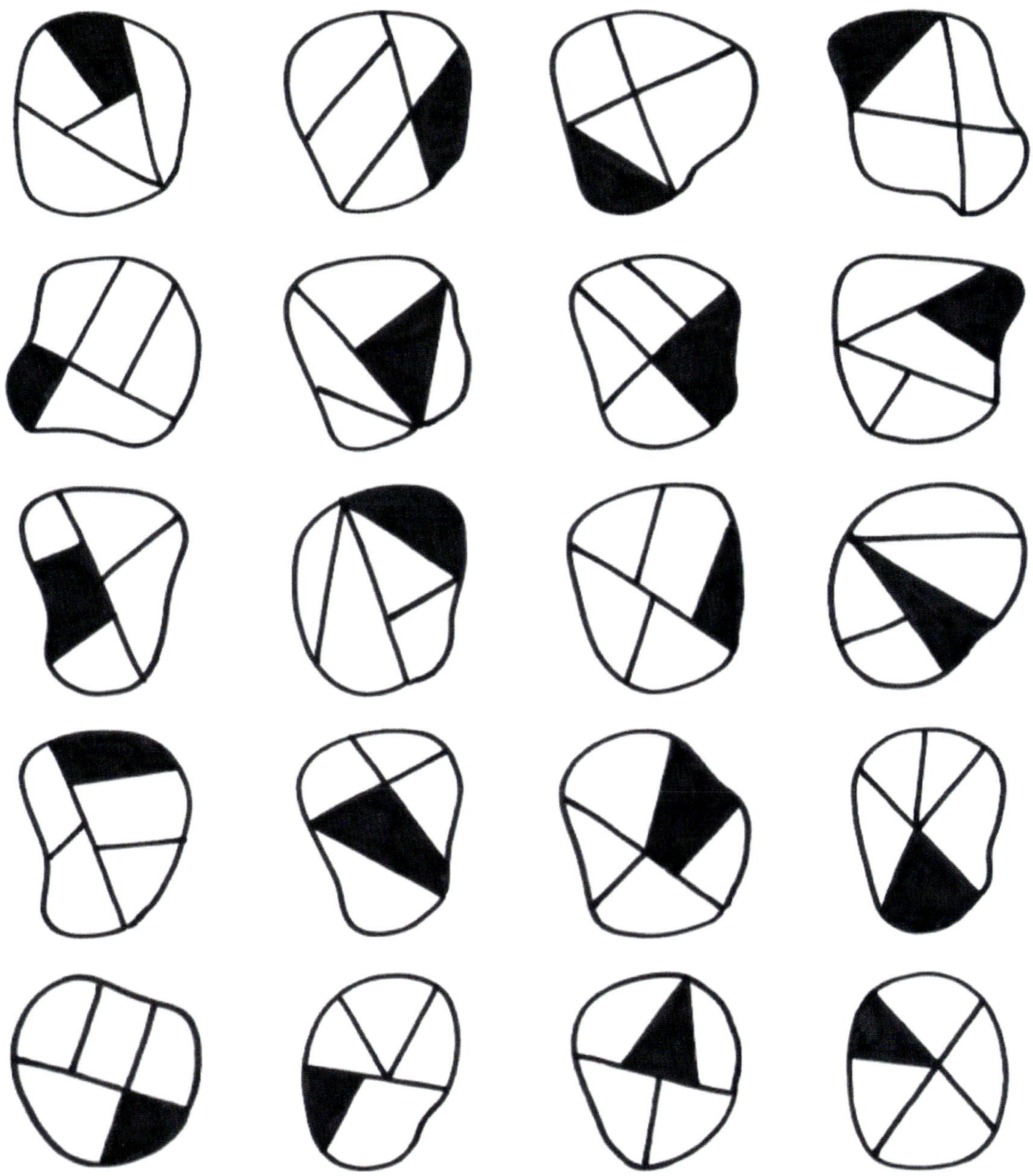

Übungsset 14 – Einprägephase

Merken Sie sich die Position des schwarzen Feldes in jeder einzelnen Figur. Diese wird in der Reproduktionsphase abgefragt. (4 min.)

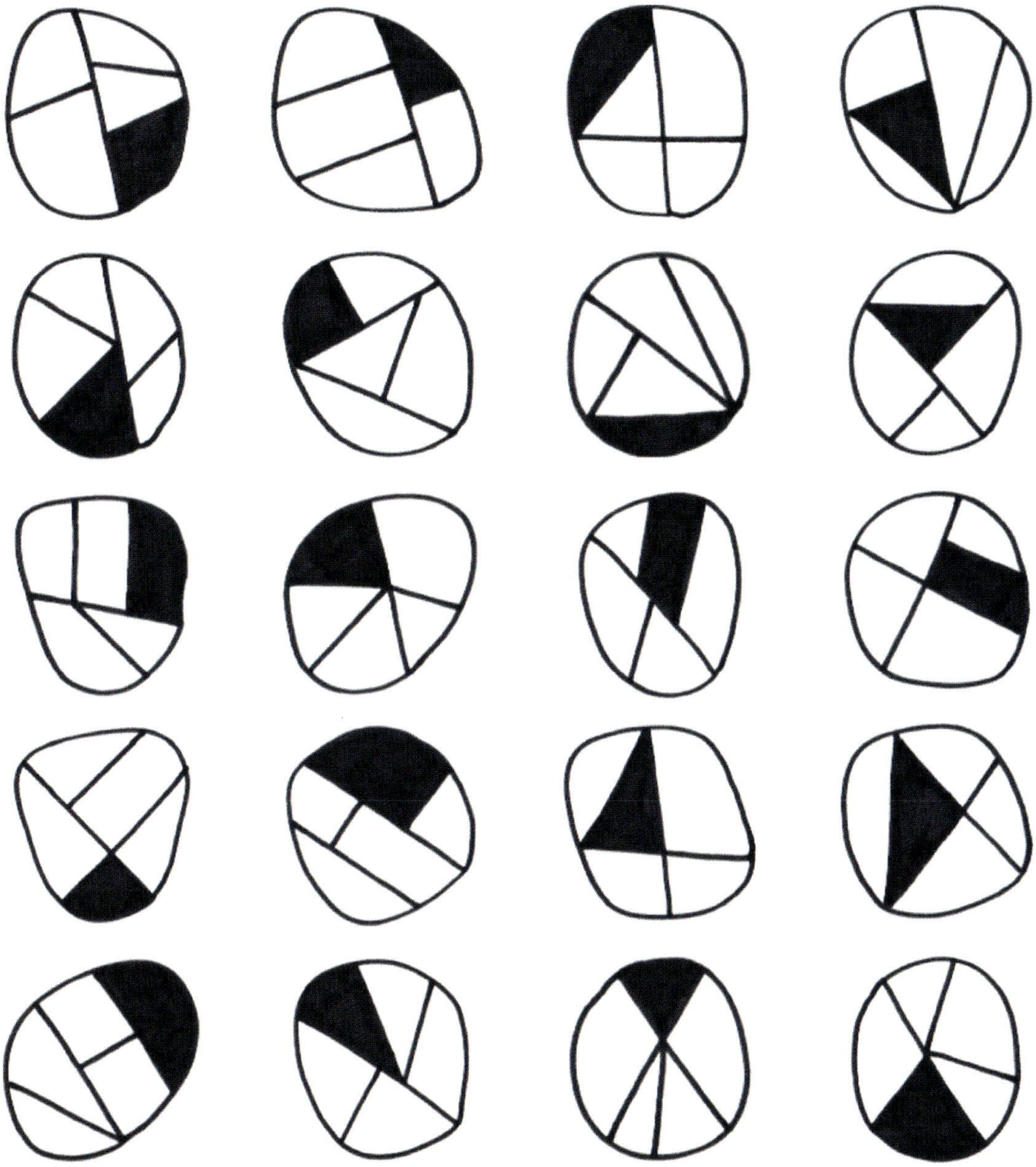

Übungsset 15 – Einprägephase

Merken Sie sich die Position des schwarzen Feldes in jeder einzelnen Figur. Diese wird in der Reproduktionsphase abgefragt. (4 min.)

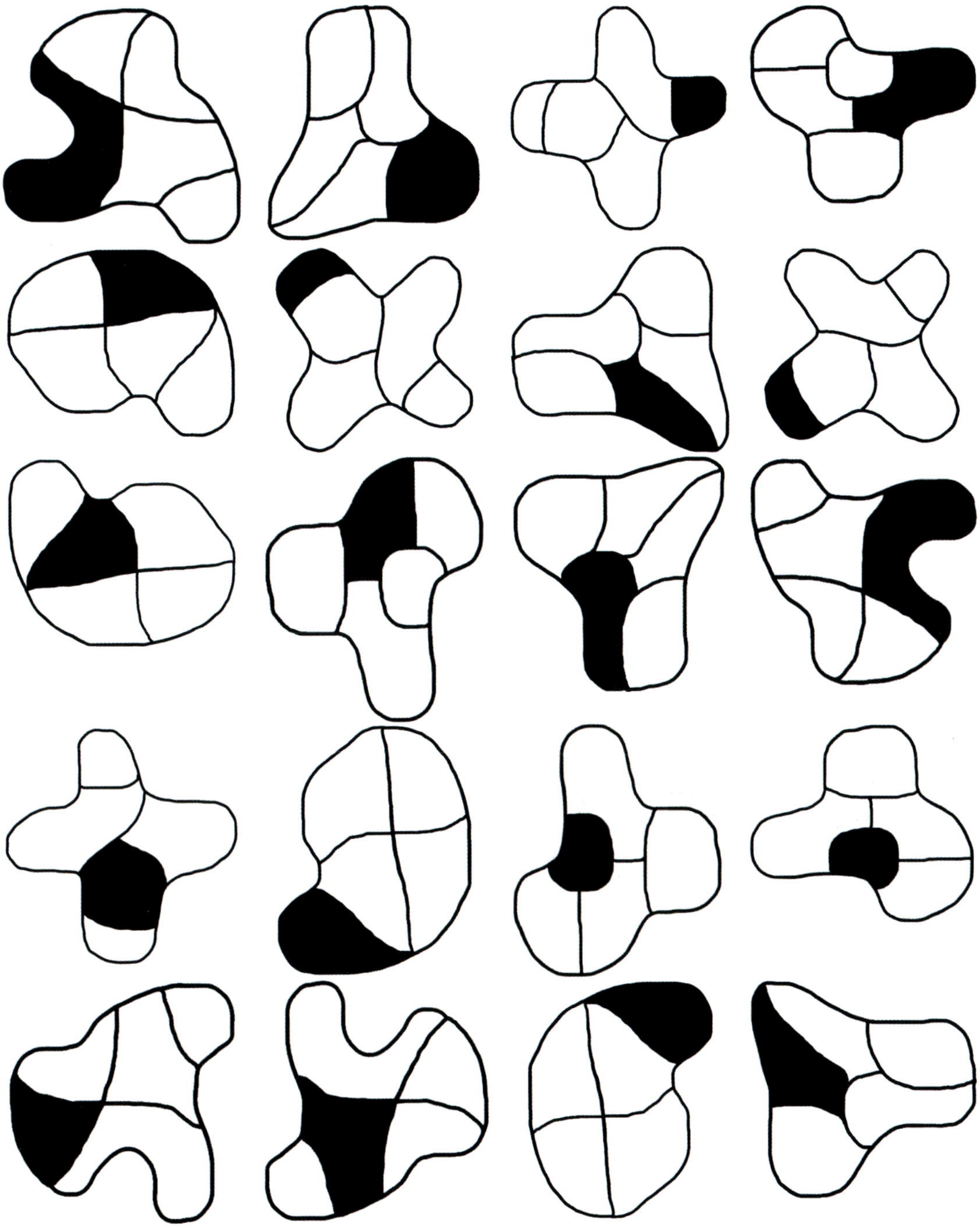

Übungsset 16 – Einprägephase

Merken Sie sich die Position des schwarzen Feldes in jeder einzelnen Figur. Diese wird in der Reproduktionsphase abgefragt. (4 min.)

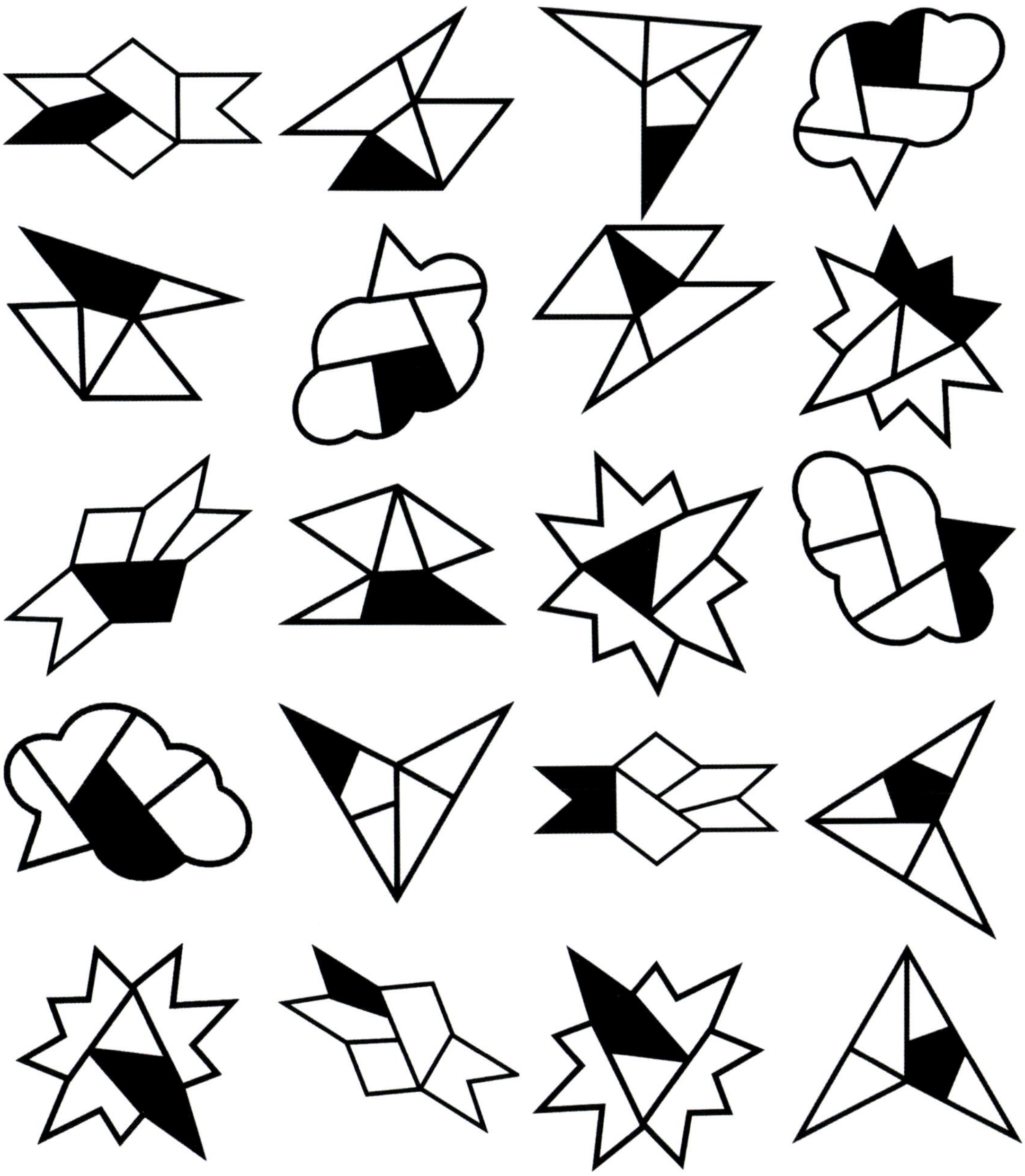

KAPITEL

2 Aufgaben – Reproduktionsphase

Übungsset 1 – Reproduktionsphase

Reproduzieren Sie die Positionen der schwarzen Felder aus der Einprägephase. (5 min.)

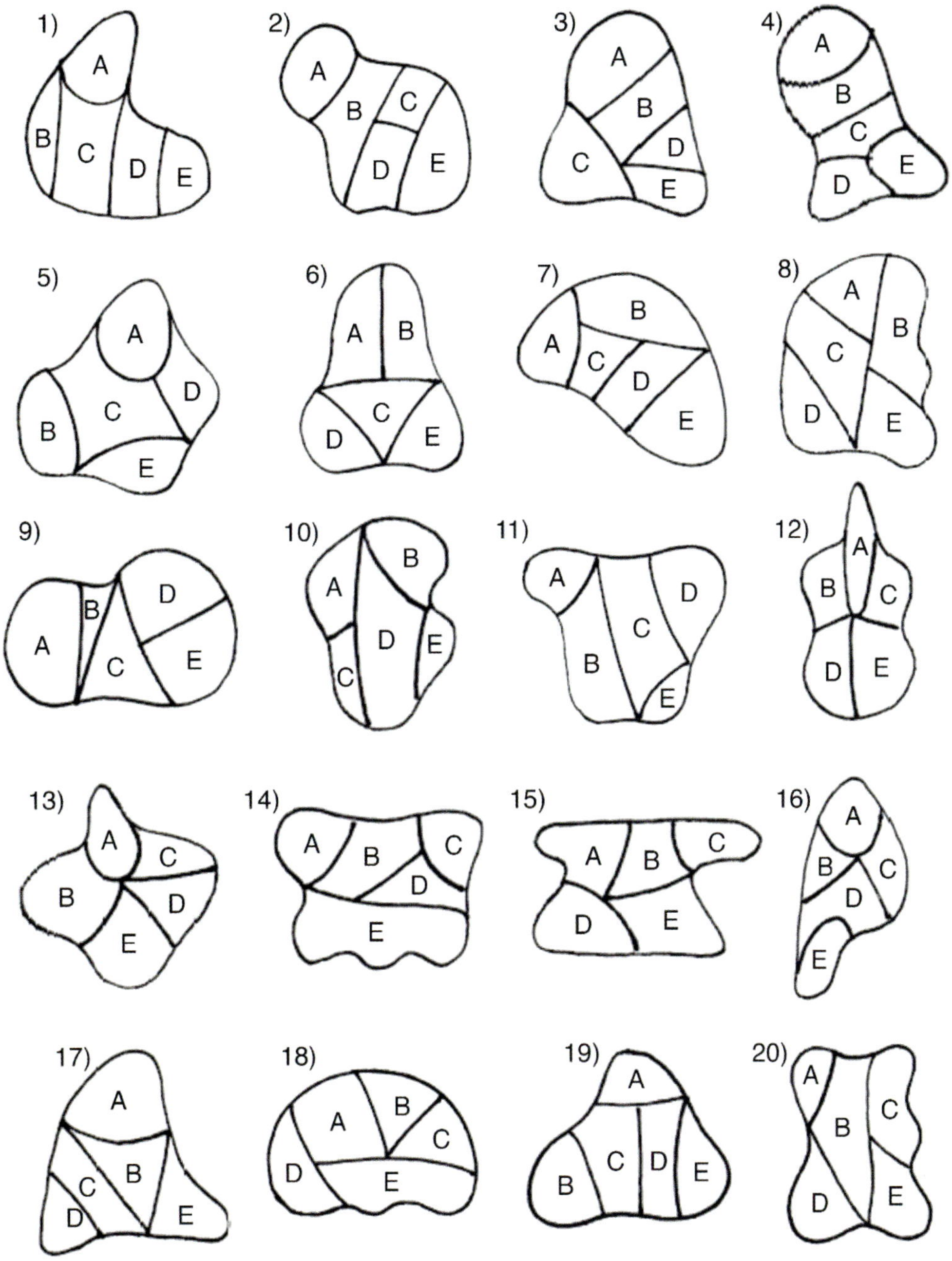

Übungsset 2 – Reproduktionsphase

Reproduzieren Sie die Positionen der schwarzen Felder aus der Einprägephase. (5 min.)

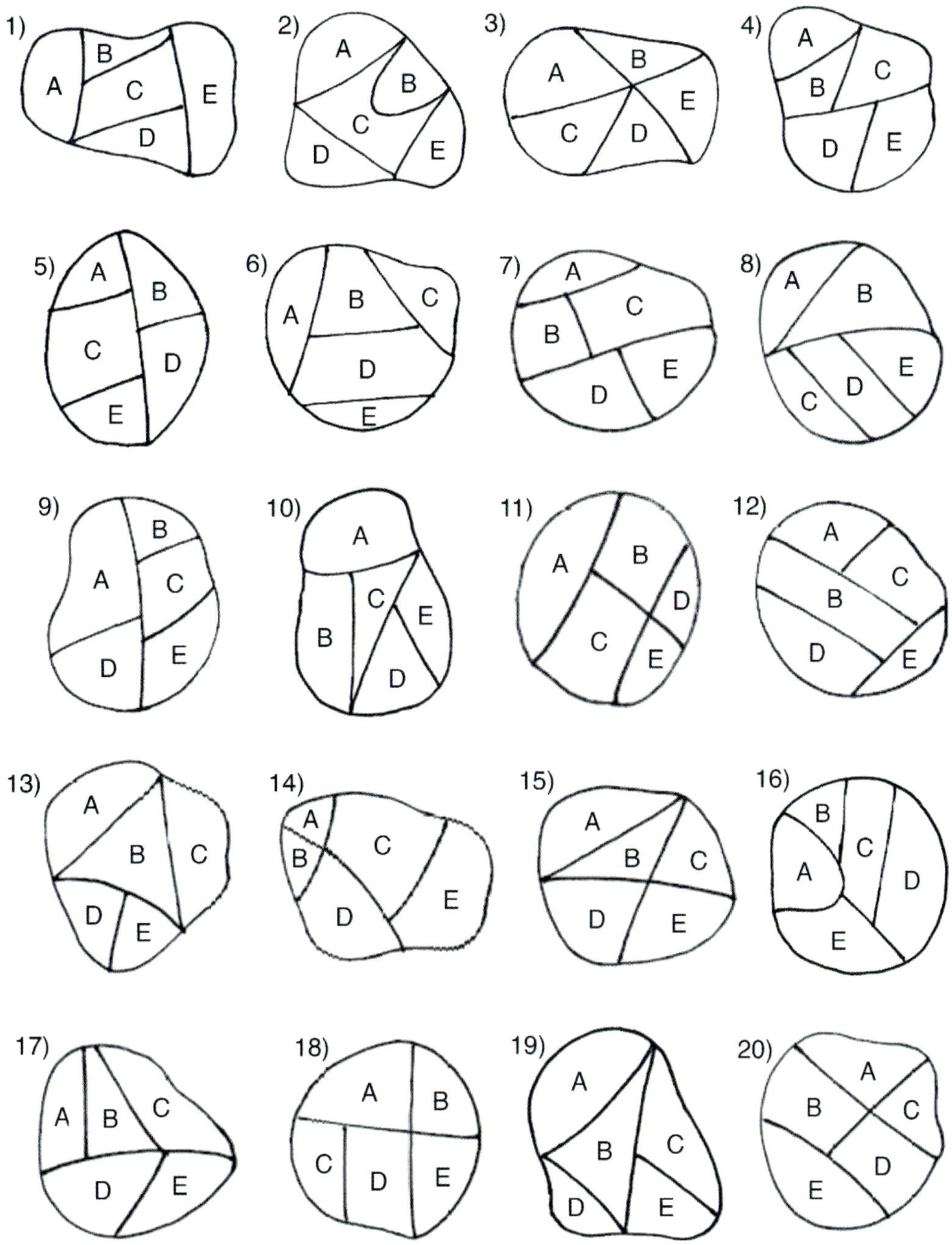

Übungsset 3 – Reproduktionsphase

Reproduzieren Sie die Positionen der schwarzen Felder aus der Einprägephase. (5 min.)

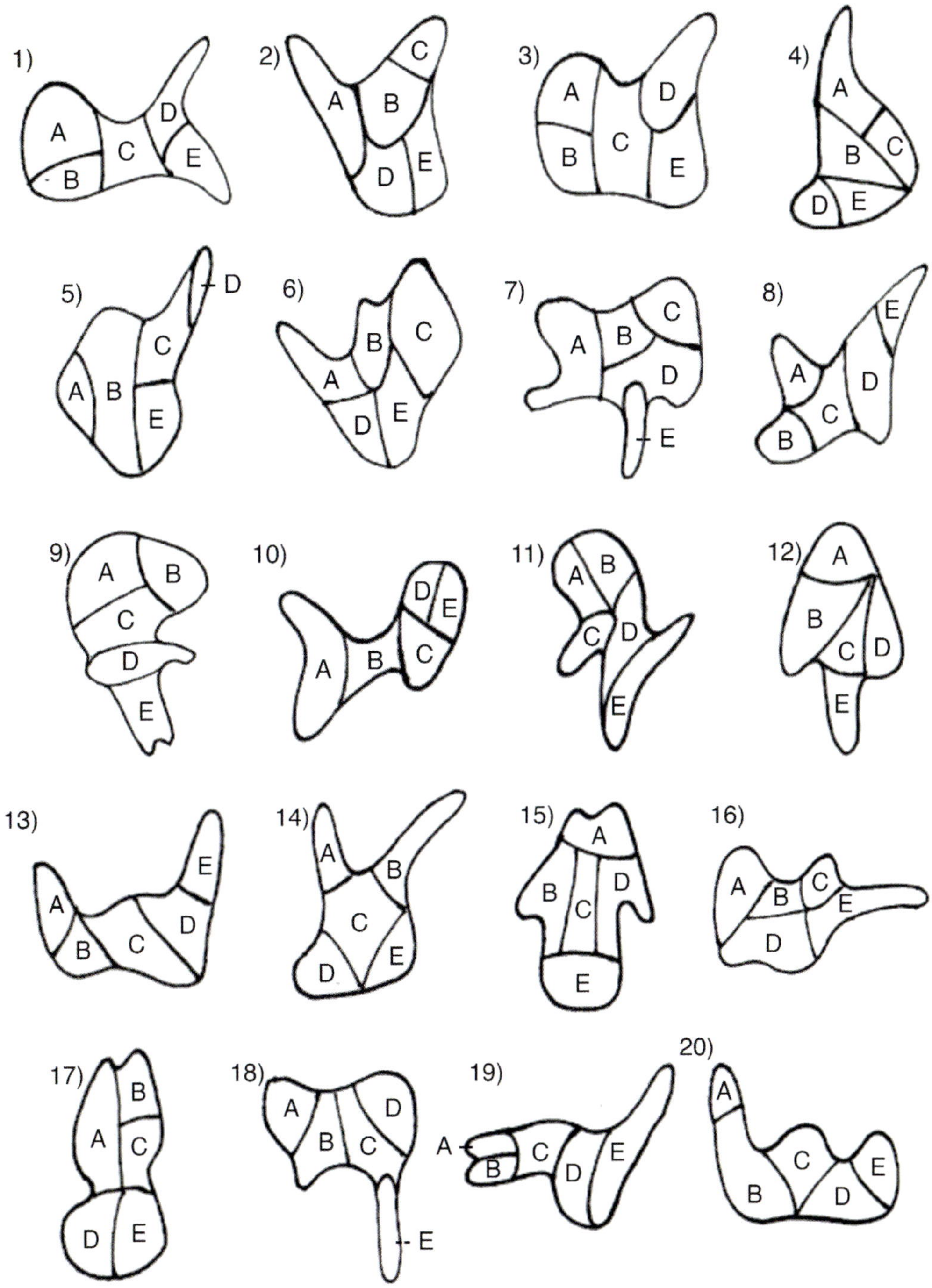

Übungsset 4 – Reproduktionsphase

Reproduzieren Sie die Positionen der schwarzen Felder aus der Einprägephase. (5 min.)

1)
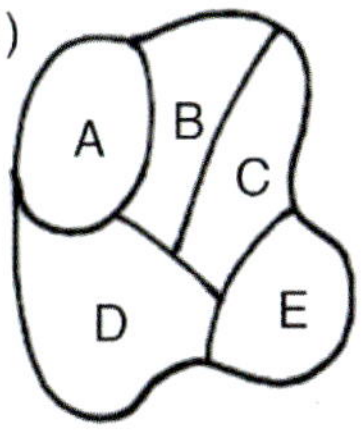

2)
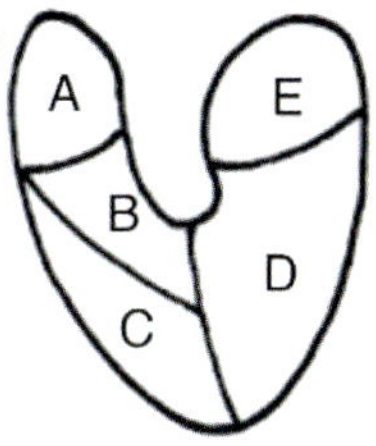

3)
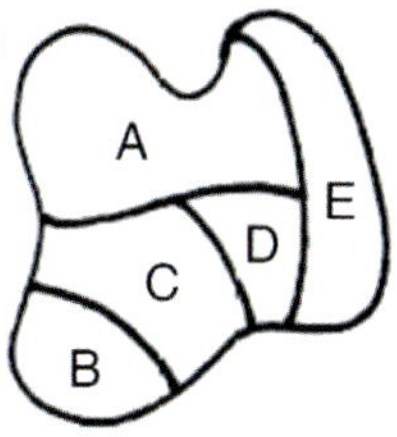

4)
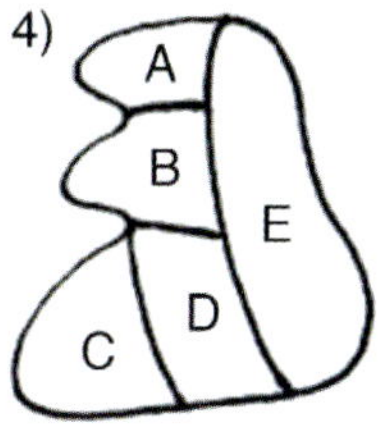

5)
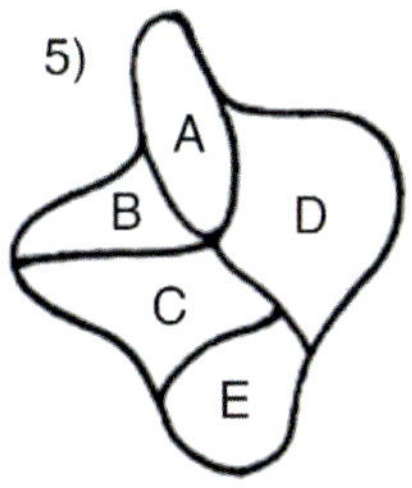

6)
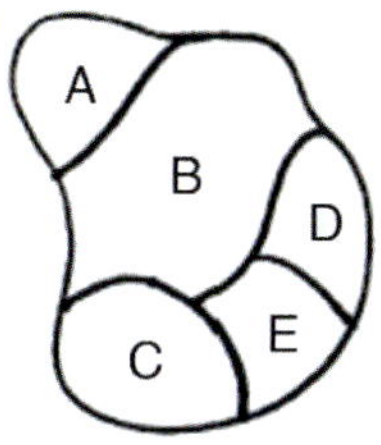

7)
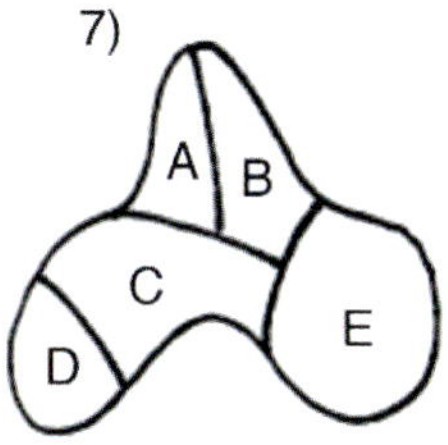

8)
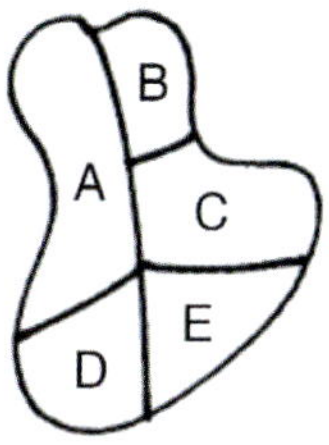

9)
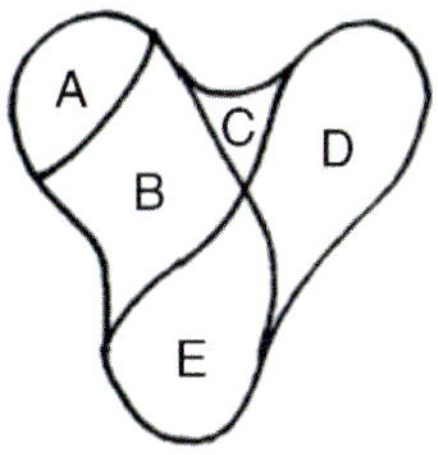

10)
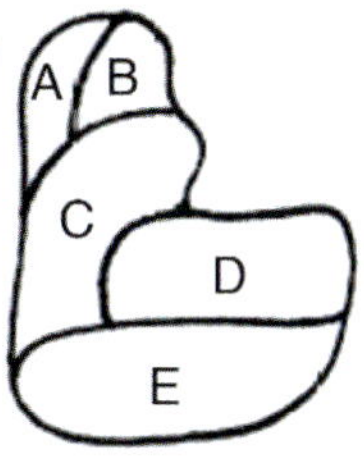

11)
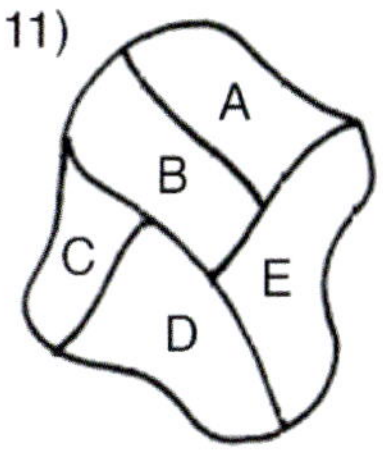

12)
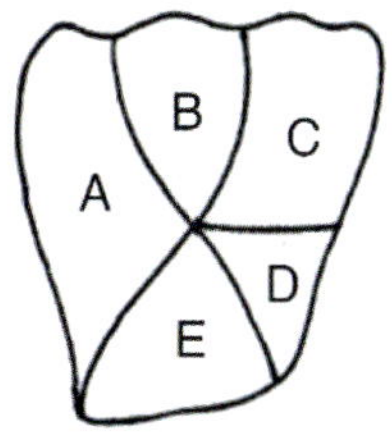

13)
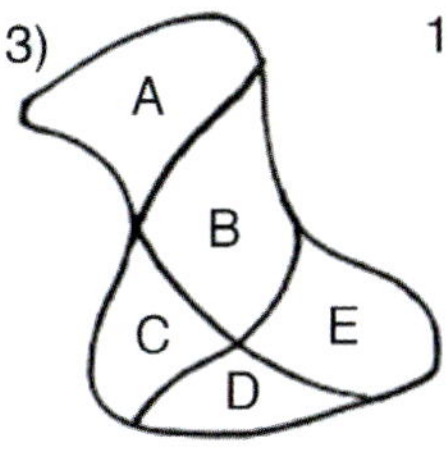

14)
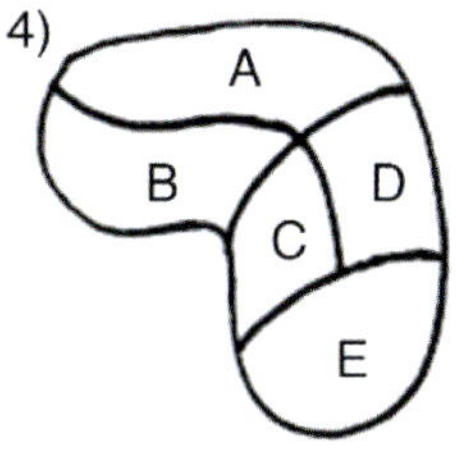

15)
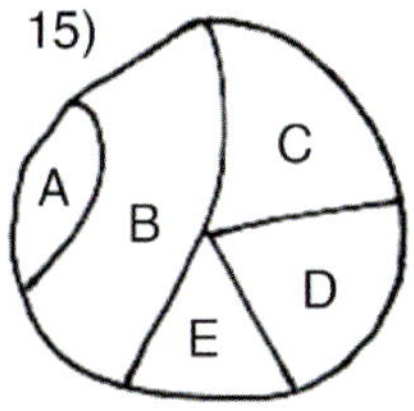

16)
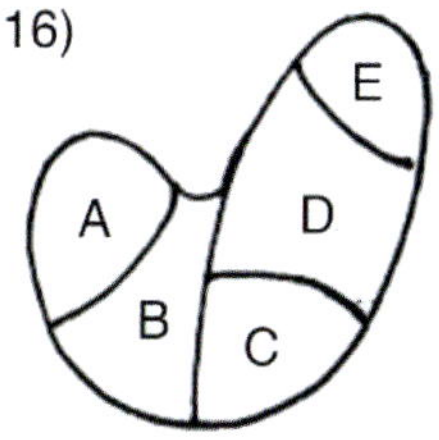

17)
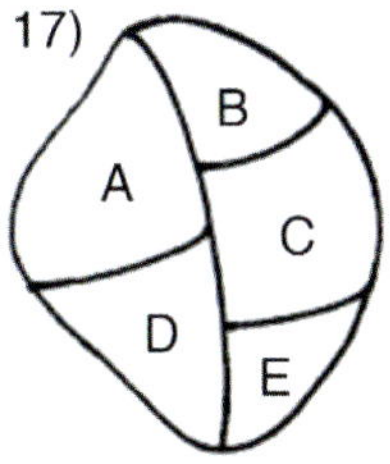

18)
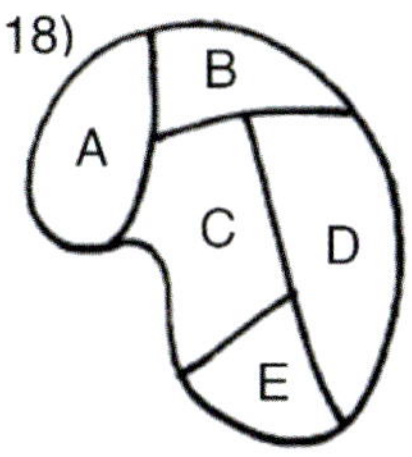

19)
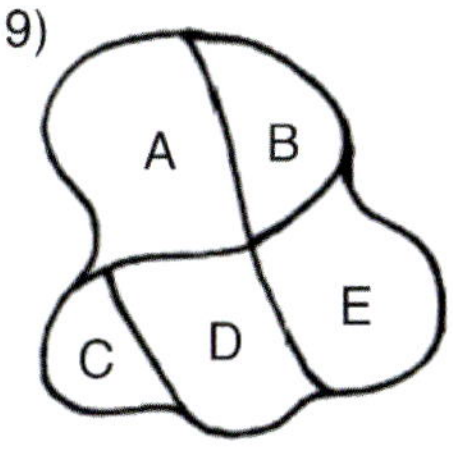

20)
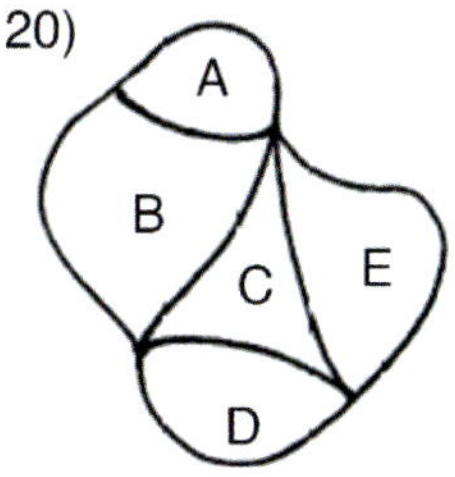

Übungsset 5 – Reproduktionsphase

Reproduzieren Sie die Positionen der schwarzen Felder aus der Einprägephase. (5 min.)

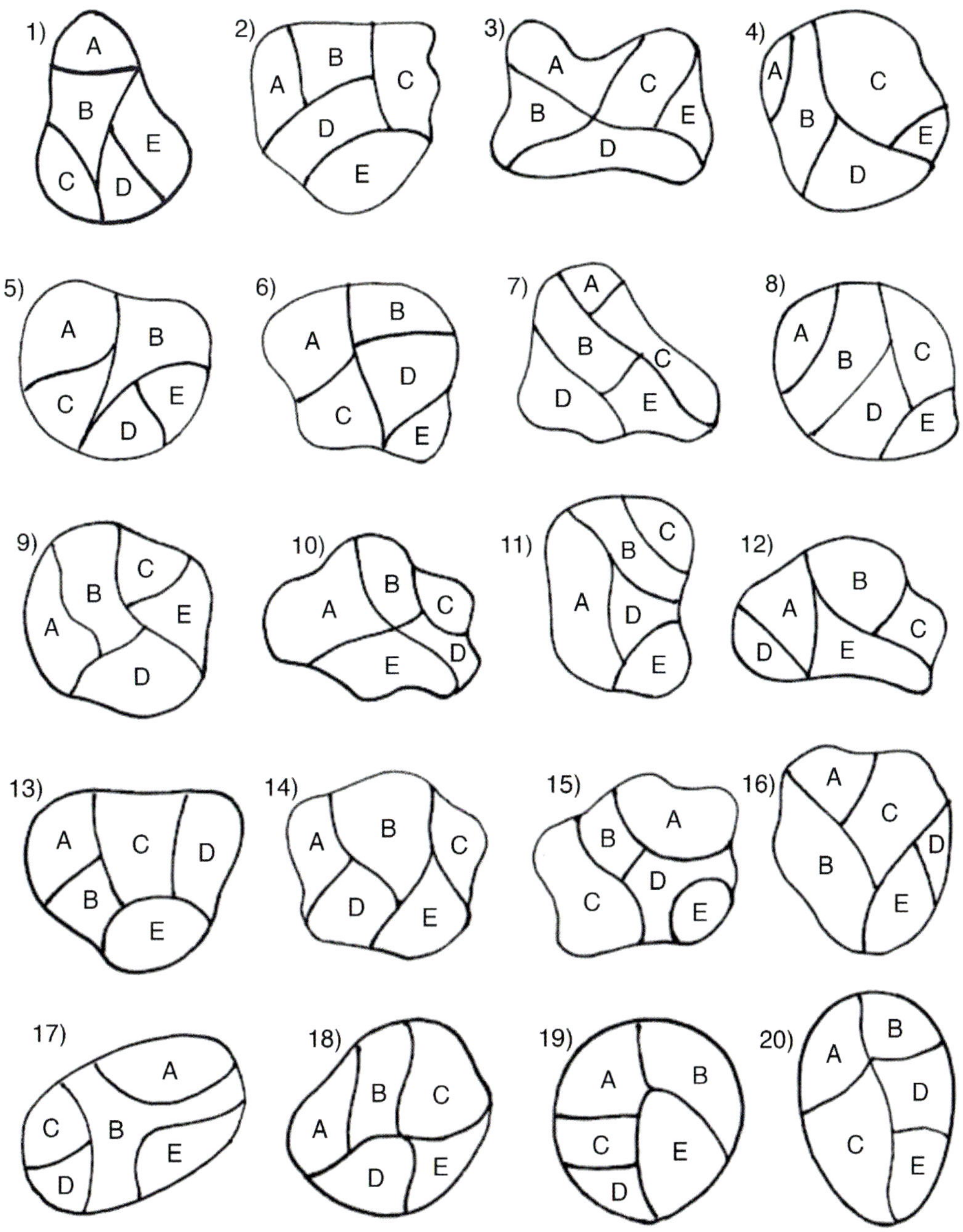

Übungsset 6 – Reproduktionsphase

Reproduzieren Sie die Positionen der schwarzen Felder aus der Einprägephase. (5 min.)

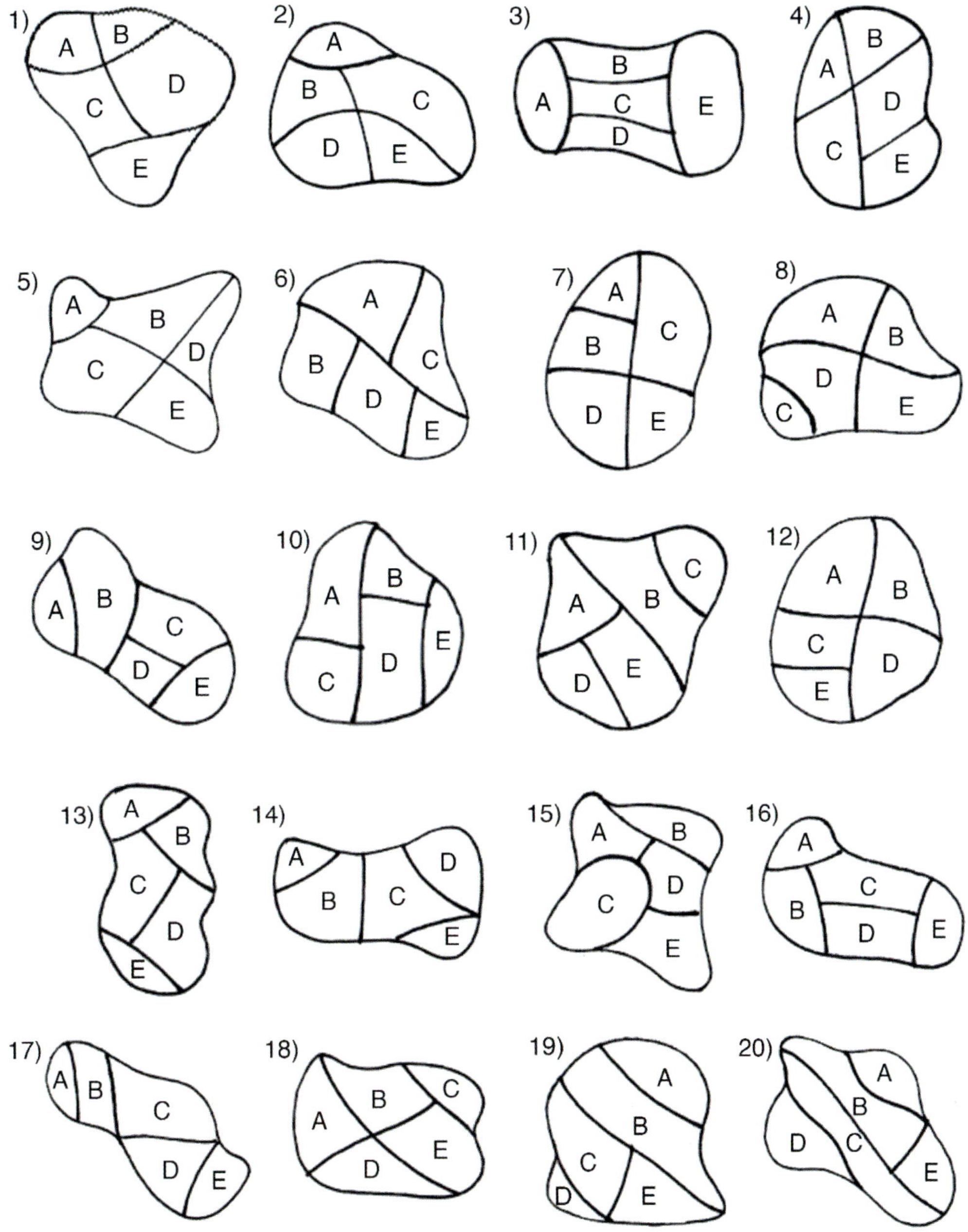

Übungsset 7 – Reproduktionsphase

Reproduzieren Sie die Positionen der schwarzen Felder aus der Einprägephase. (5 min.)

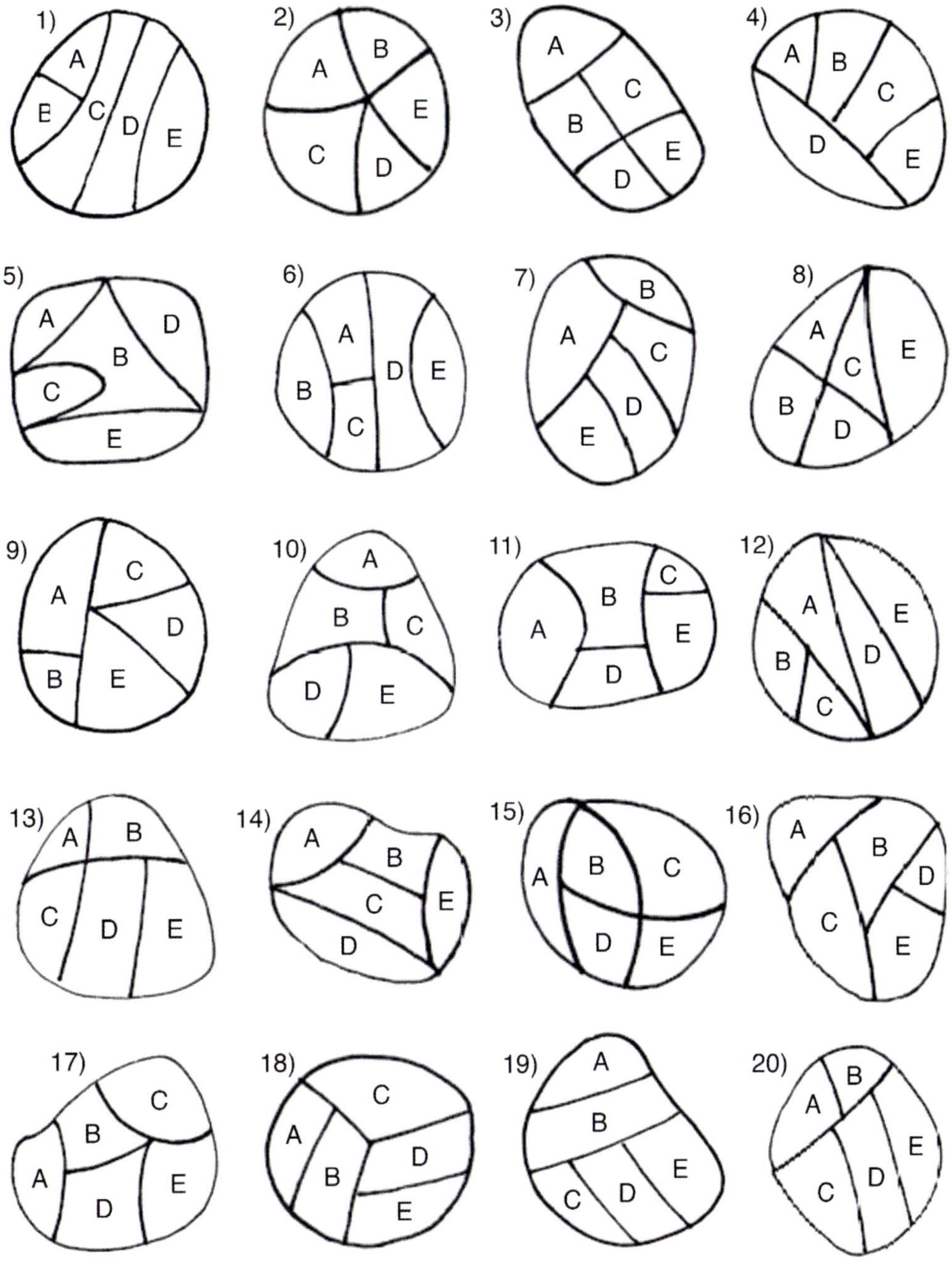

Übungsset 8 – Reproduktionsphase

Reproduzieren Sie die Positionen der schwarzen Felder aus der Einprägephase. (5 min.)

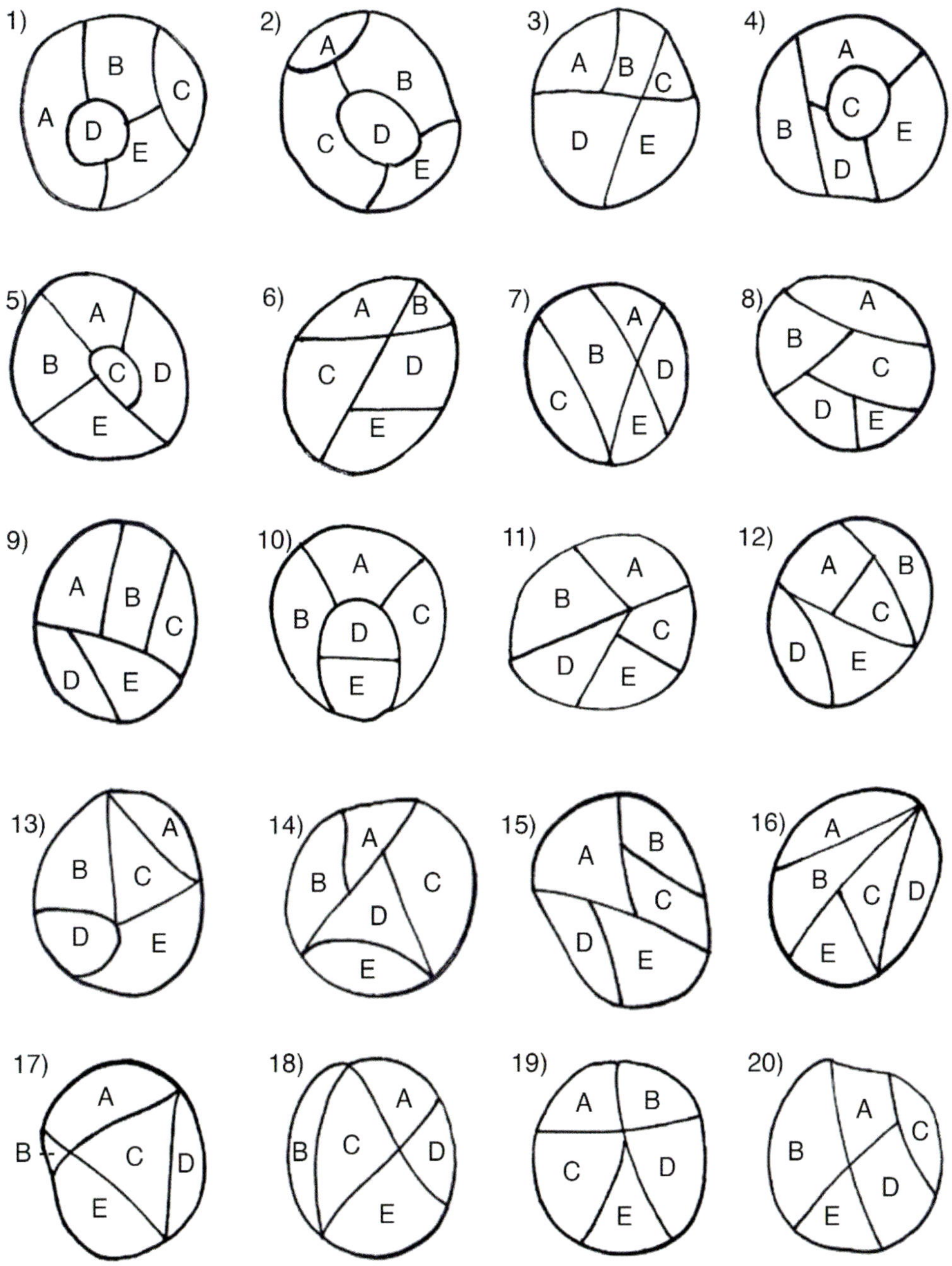

Übungsset 9 – Reproduktionsphase

Reproduzieren Sie die Positionen der schwarzen Felder aus der Einprägephase. (5 min.)

1)
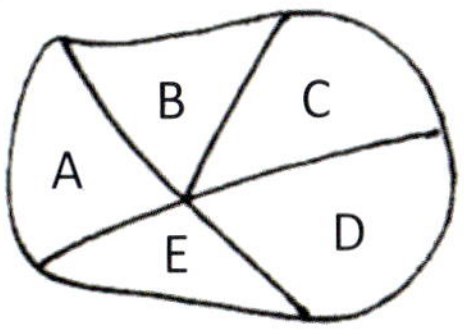

2)
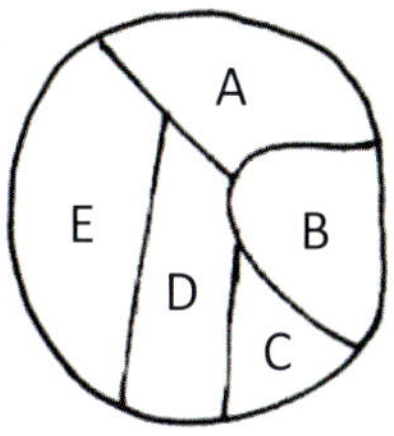

3)
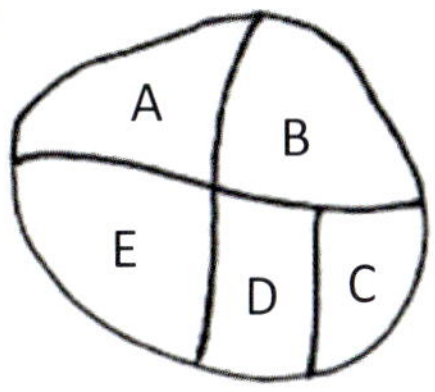

4)
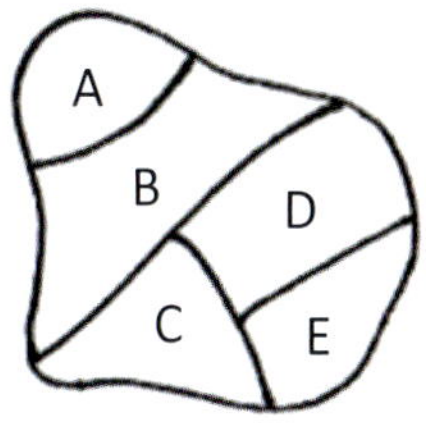

5)
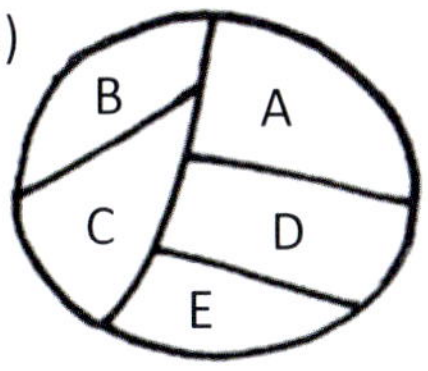

6)
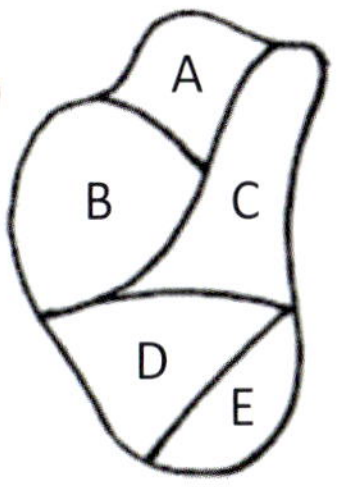

7)
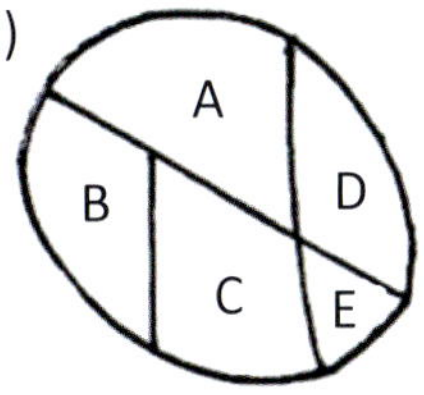

8)
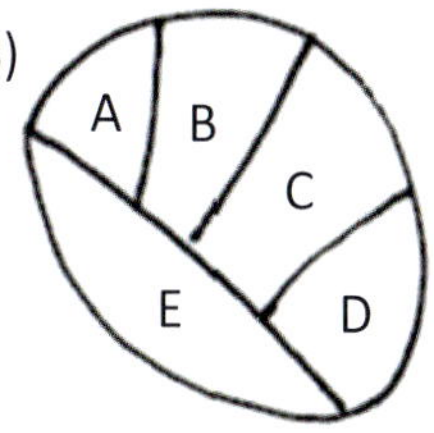

9)
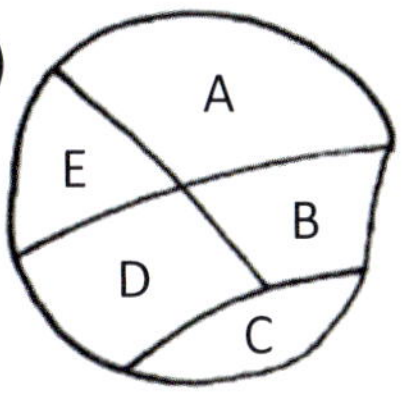

10)
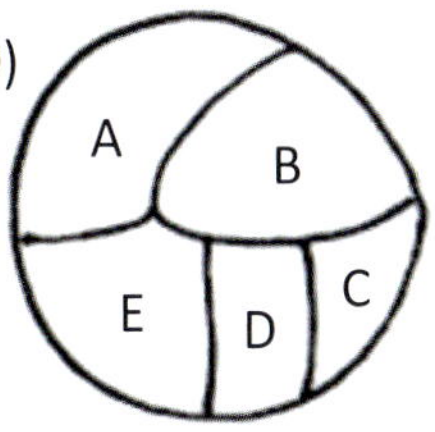

11)
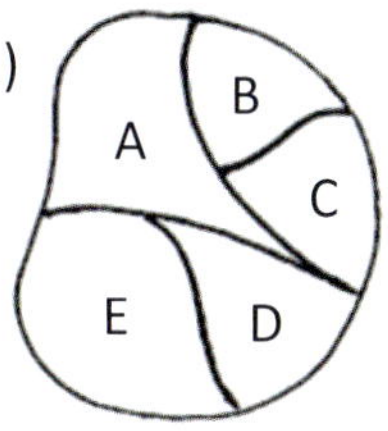

12)
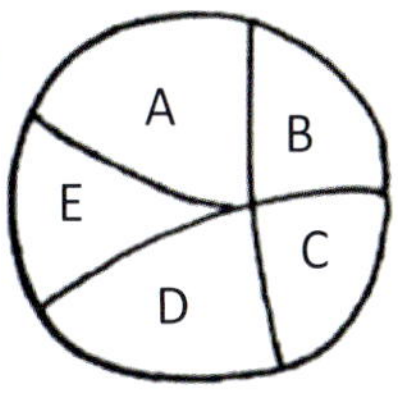

13)
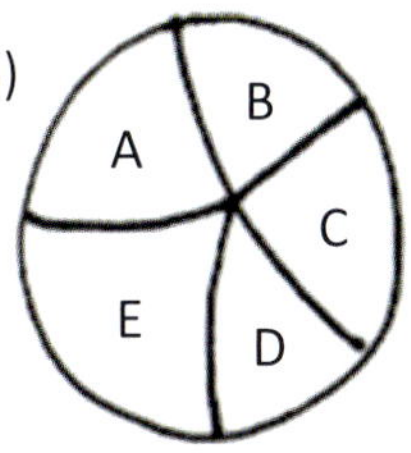

14)
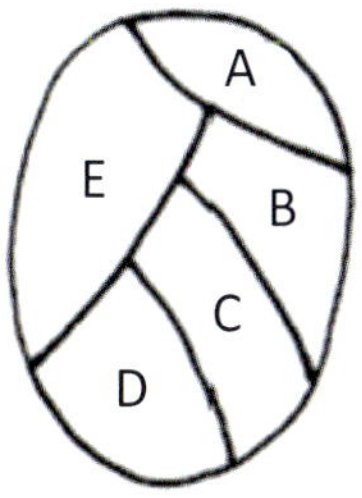

15)
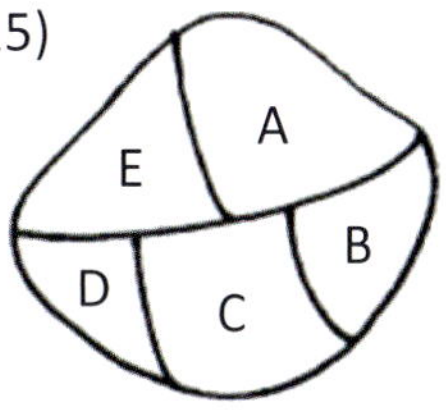

16)
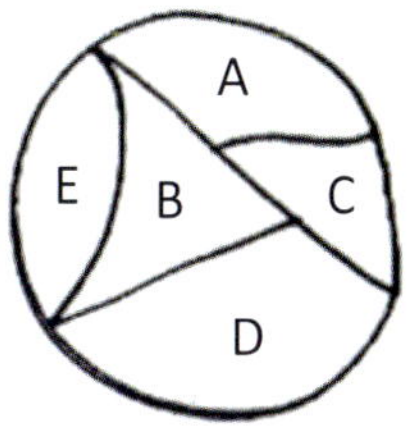

17)
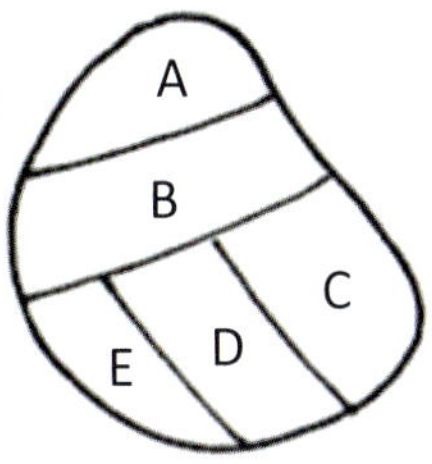

18)
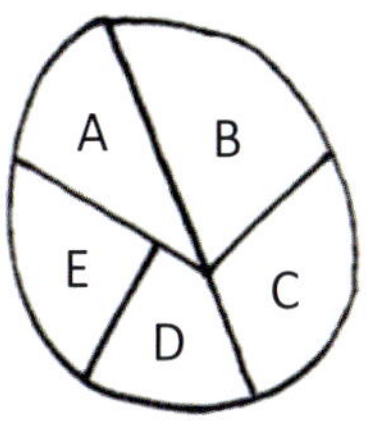

19)
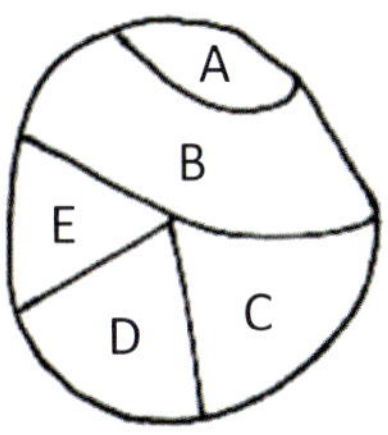

20)
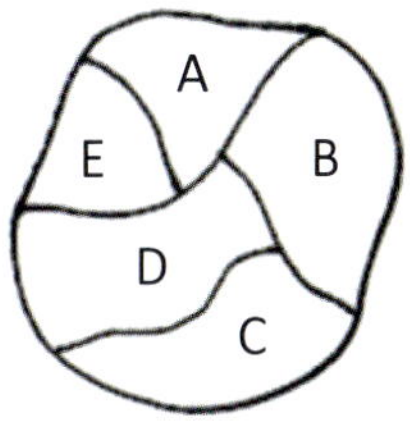

Übungsset 10 – Reproduktionsphase

Reproduzieren Sie die Positionen der schwarzen Felder aus der Einprägephase. (5 min.)

1) 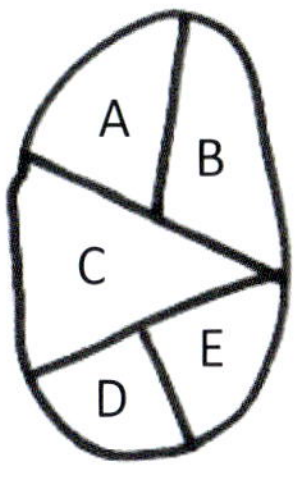

2) 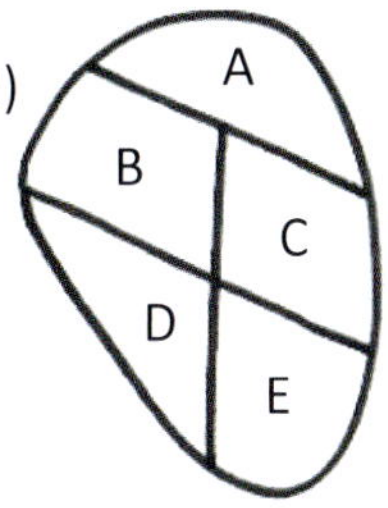

3) 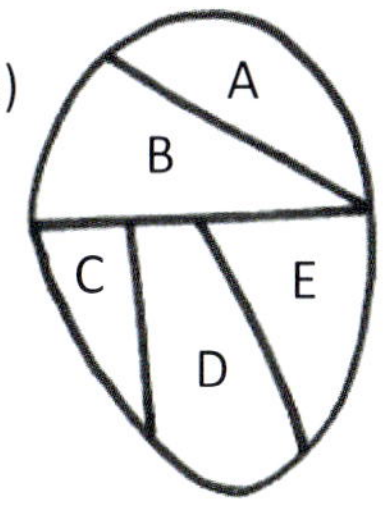

4) 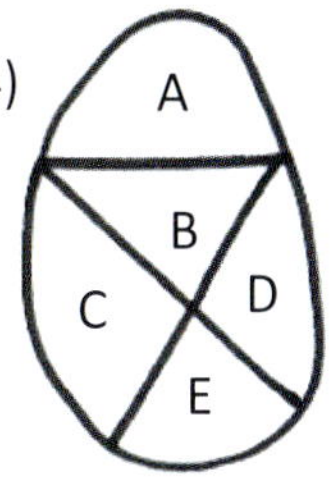

5) 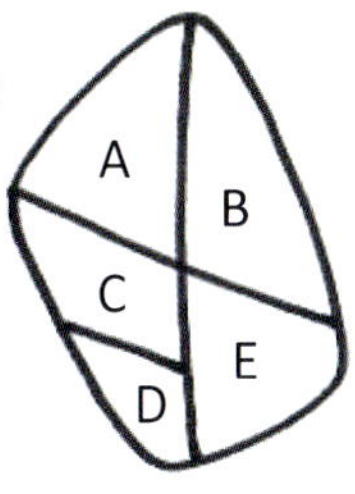

6) 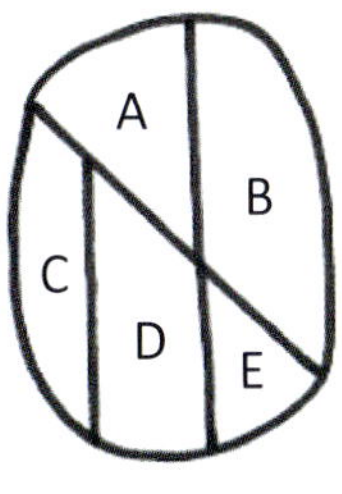

7) 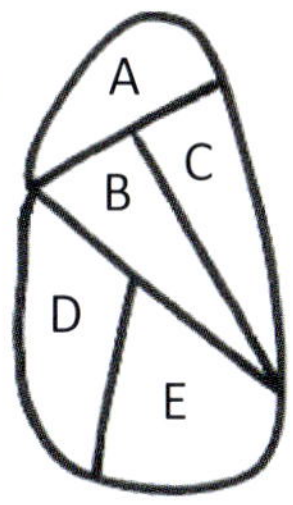

8) 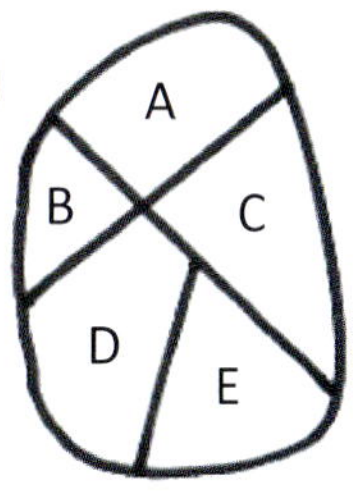

9) 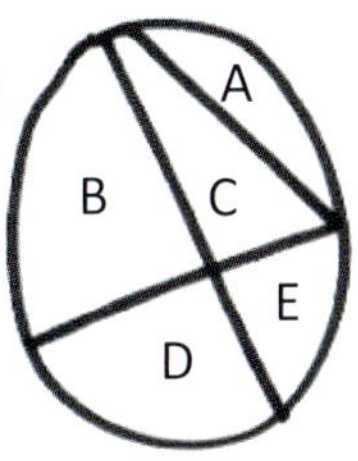

10) 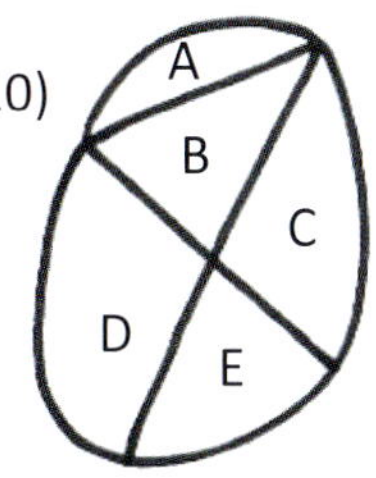

11) 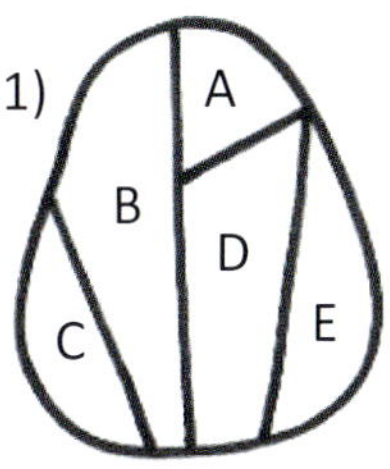

12) 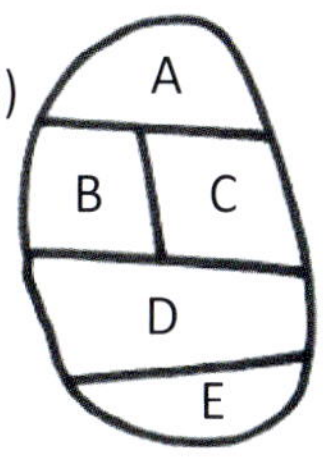

13) 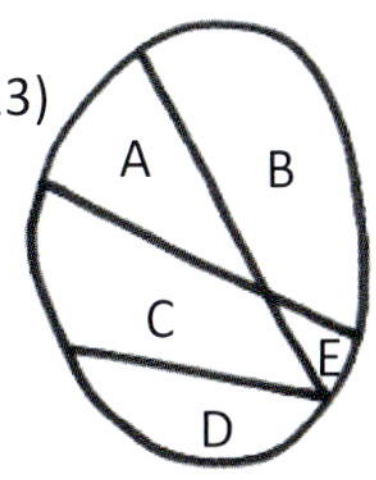

14) 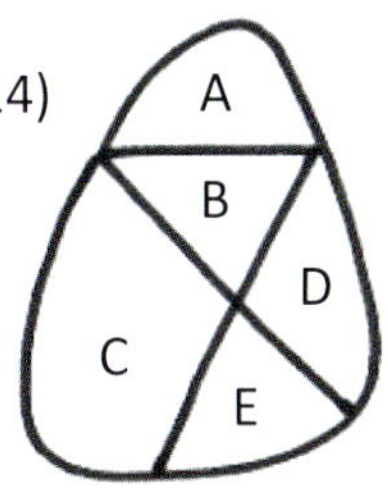

15) 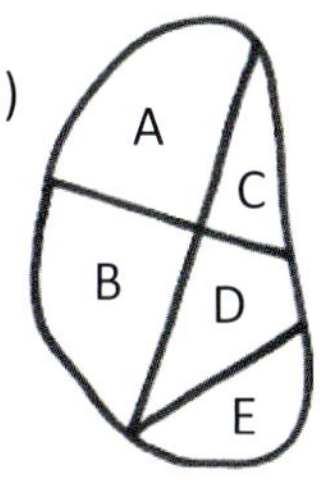

16) 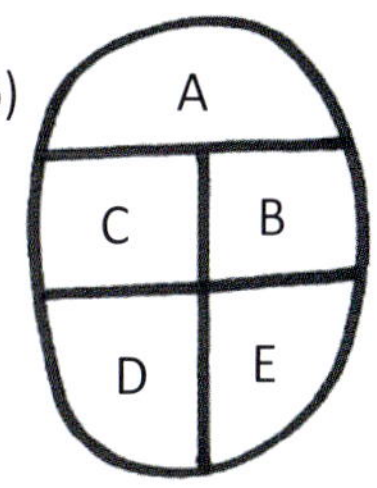

17) 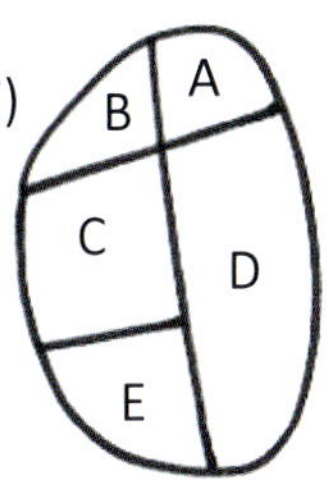

18) 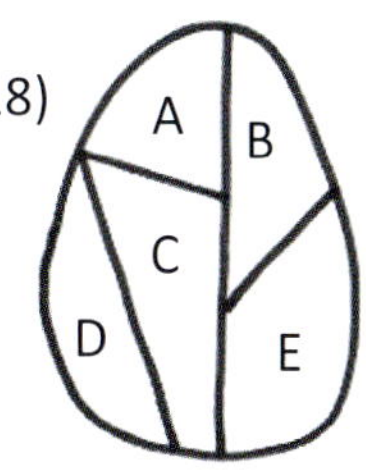

19) 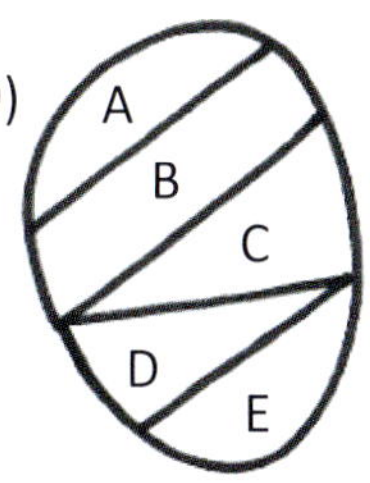

20) 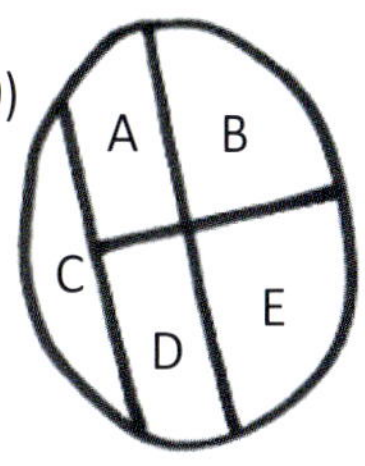

Übungsset 11 – Reproduktionsphase

Reproduzieren Sie die Positionen der schwarzen Felder aus der Einprägephase. (5 min.)

1)
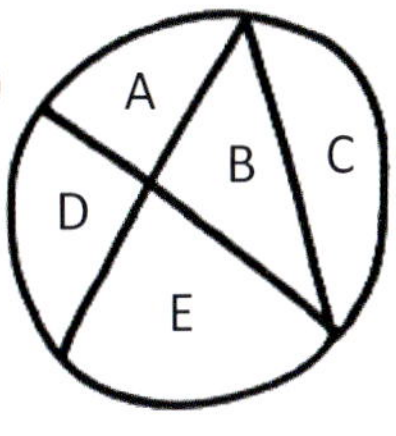

2)
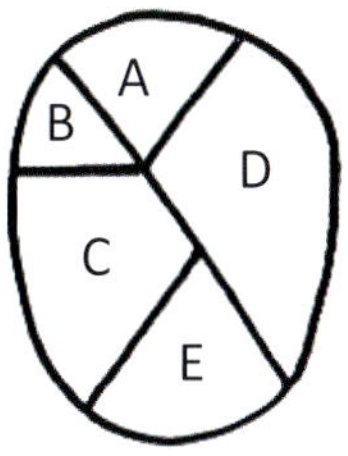

3)
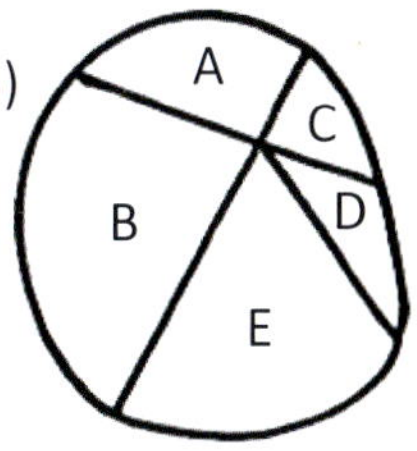

4)
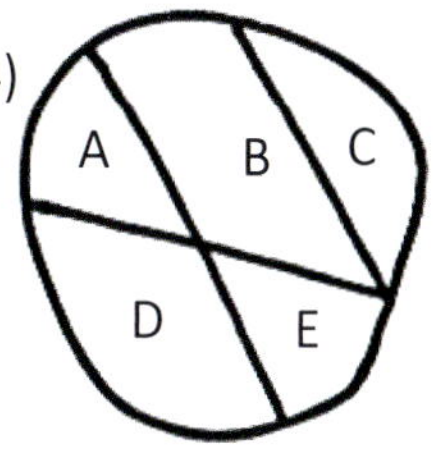

5)
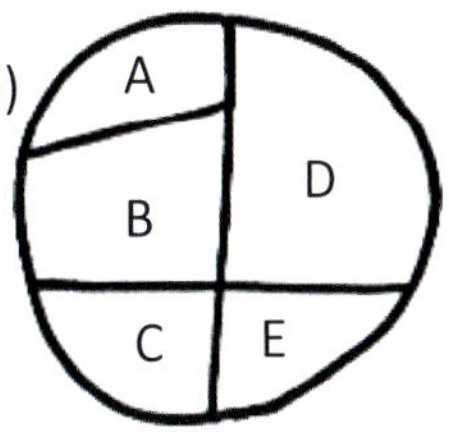

6)
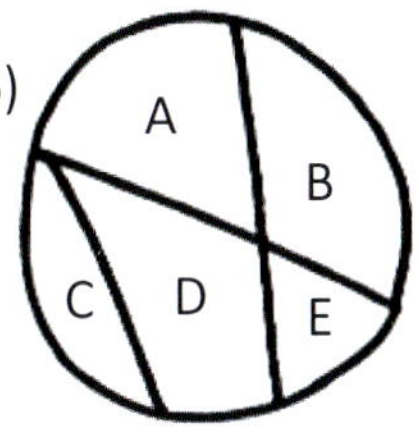

7)
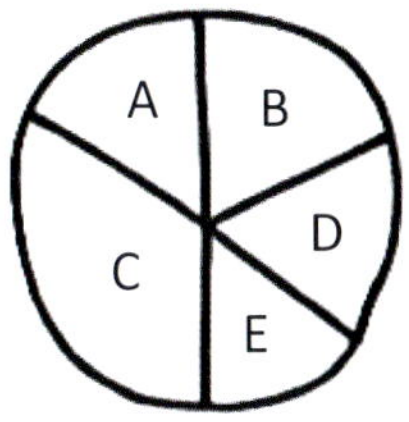

8)
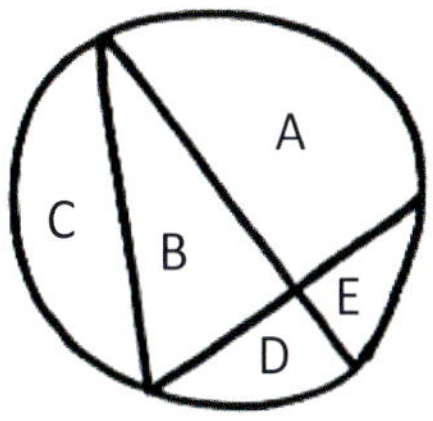

9)
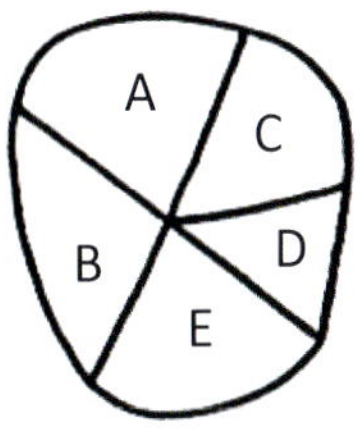

10)
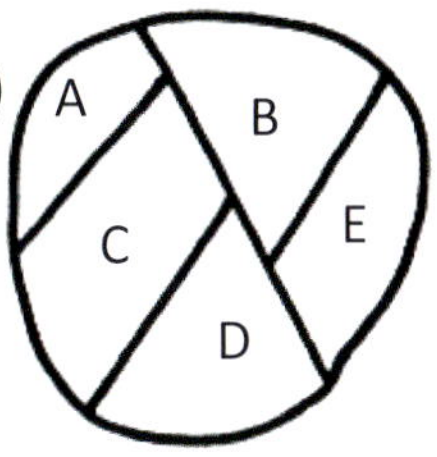

11)
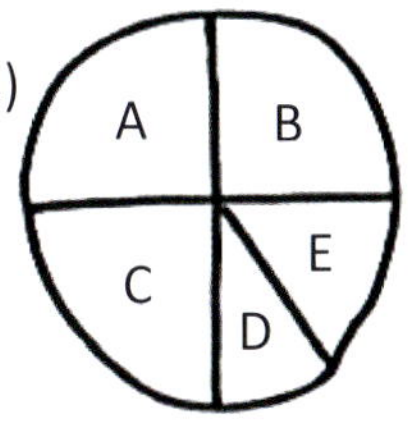

12)
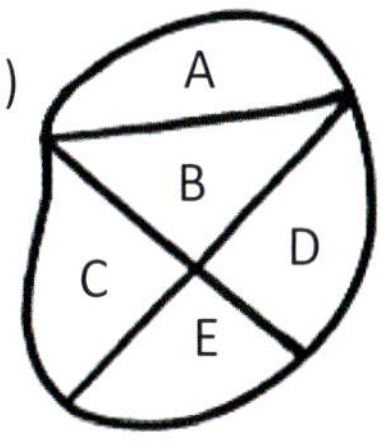

13)
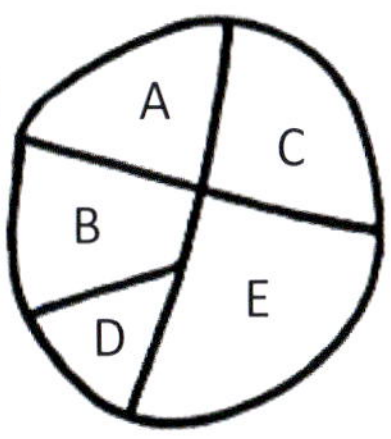

14)
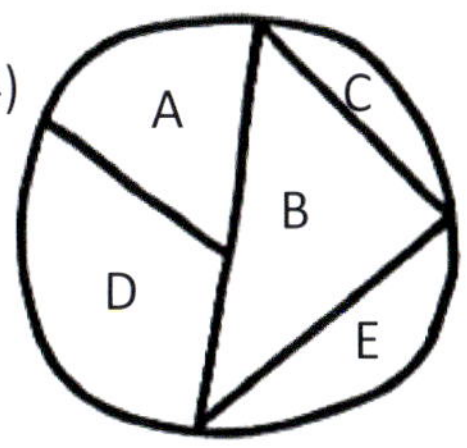

15)
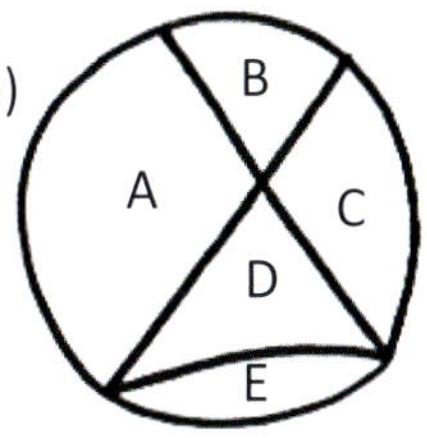

16)
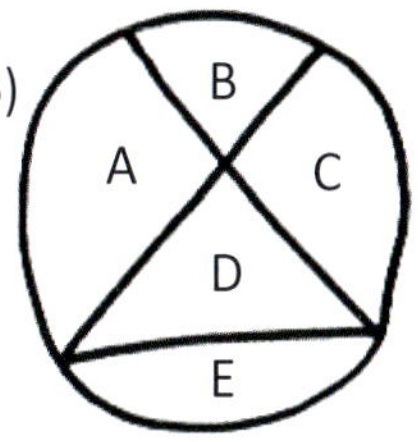

17)
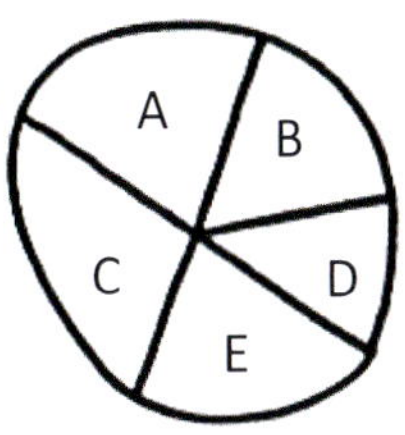

18)
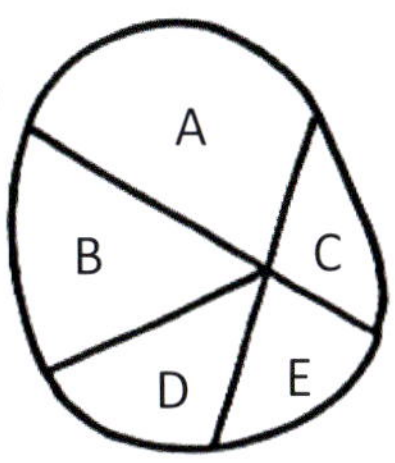

19)
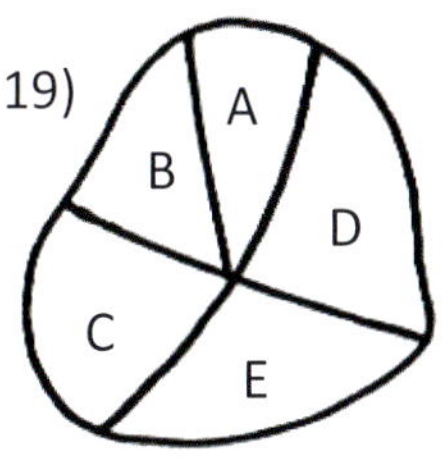

20)
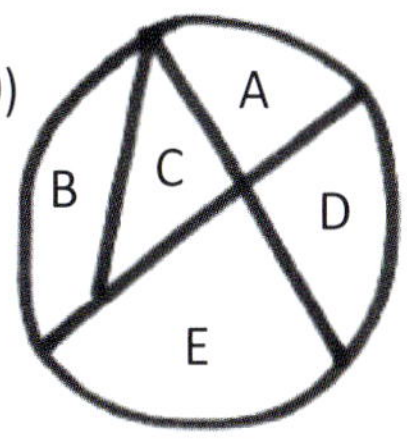

Übungsset 12 – Reproduktionsphase

Reproduzieren Sie die Positionen der schwarzen Felder aus der Einprägephase. (5 min.)

1)
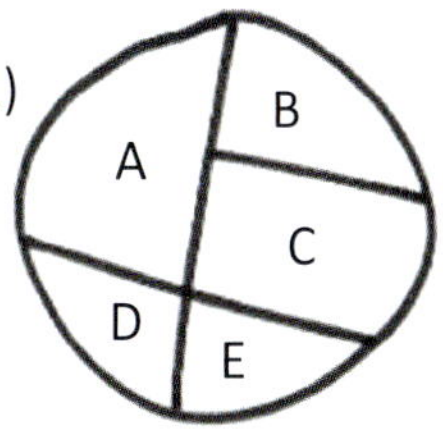

2)
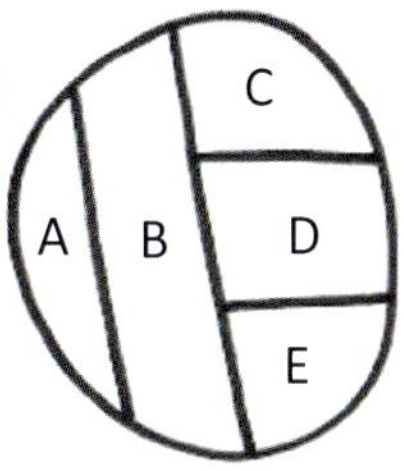

3)
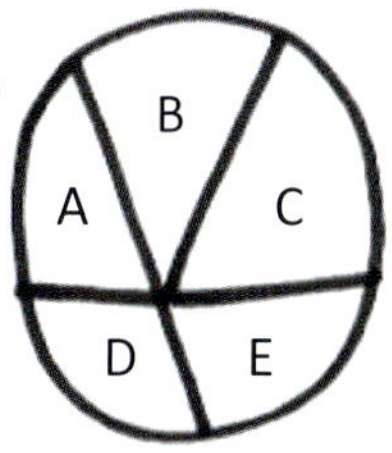

4)
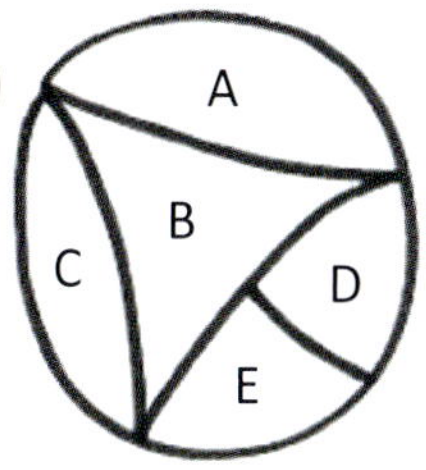

5)
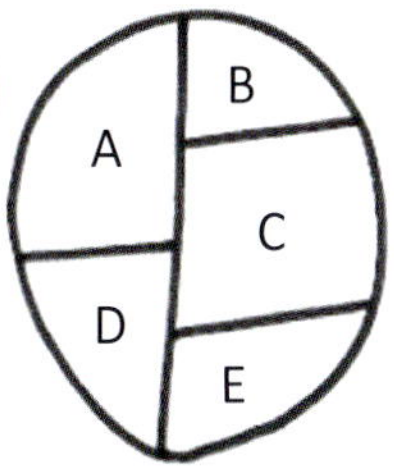

6)
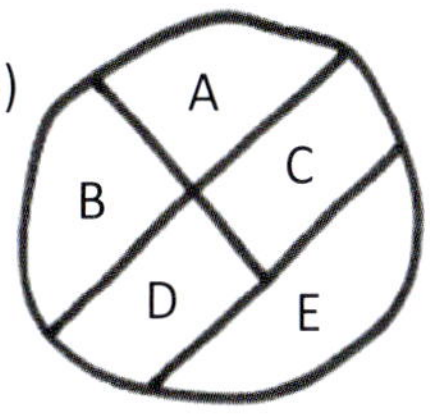

7)
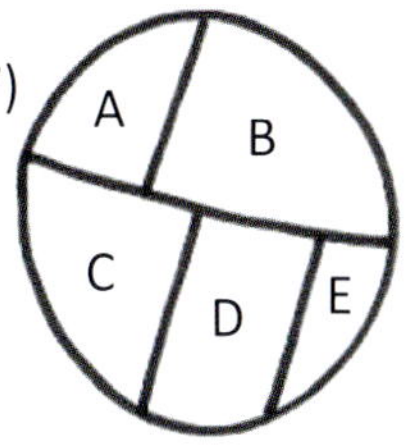

8)
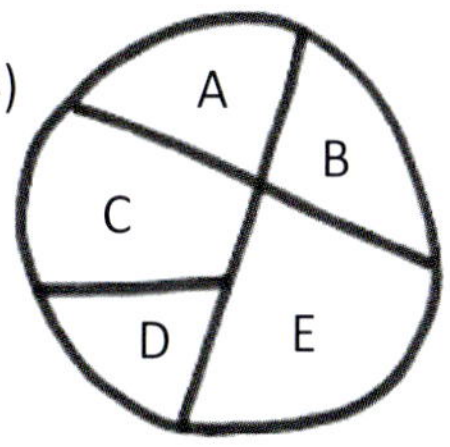

9)
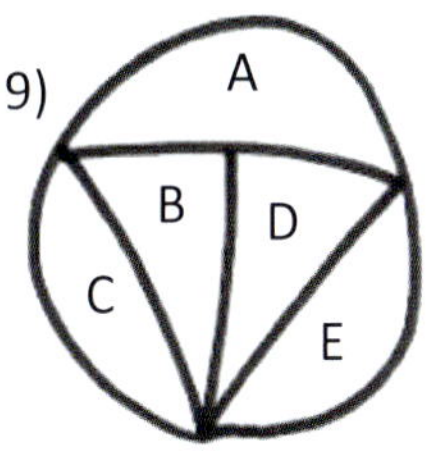

10)
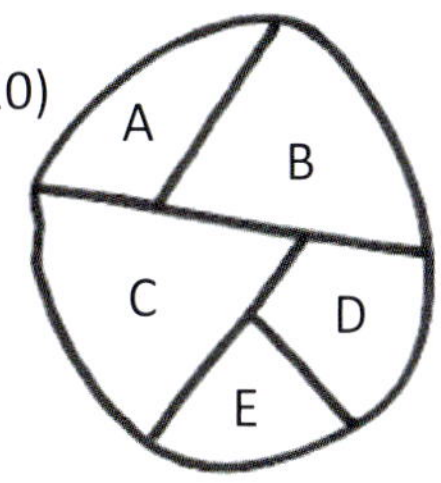

11)
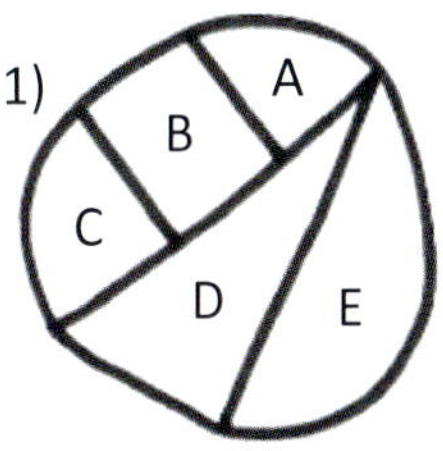

12)
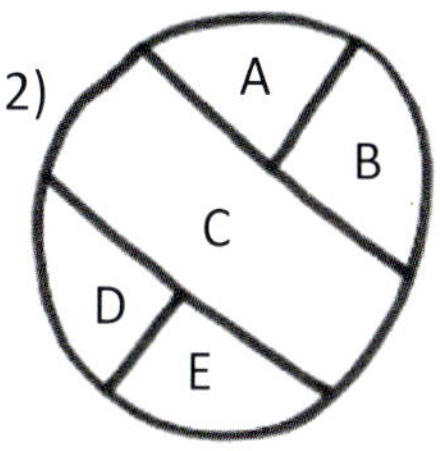

13)
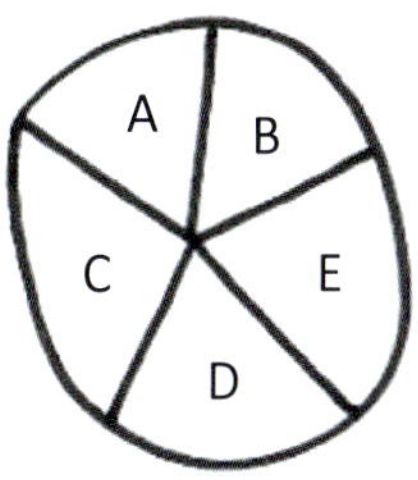

14)
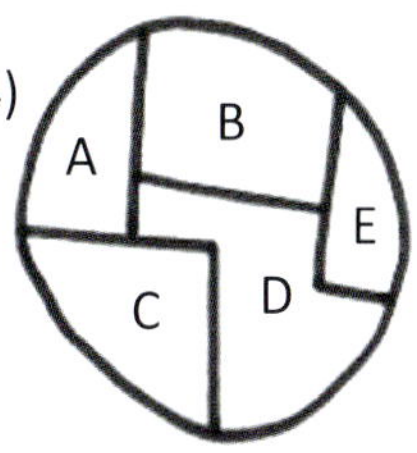

15)
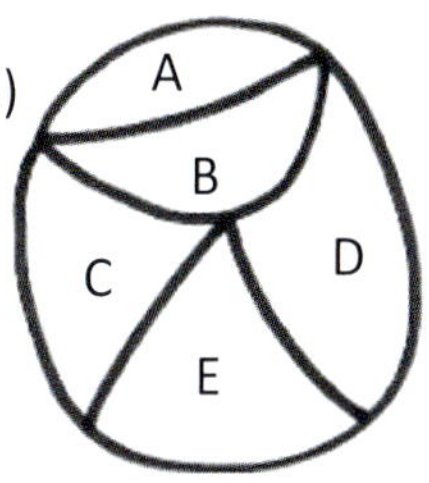

16)
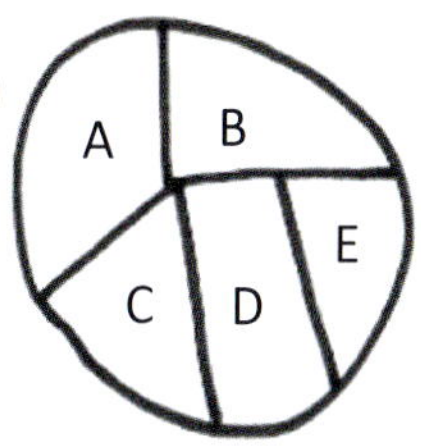

17)
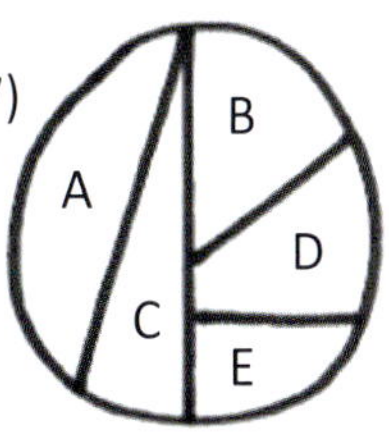

18)
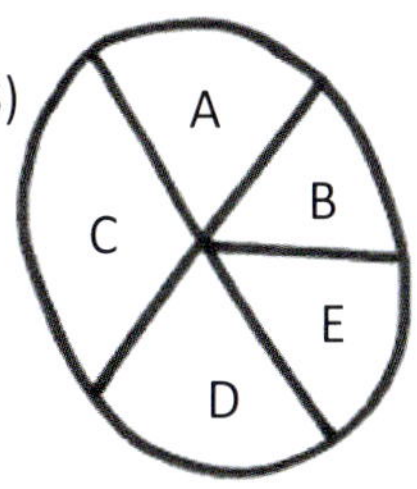

19)
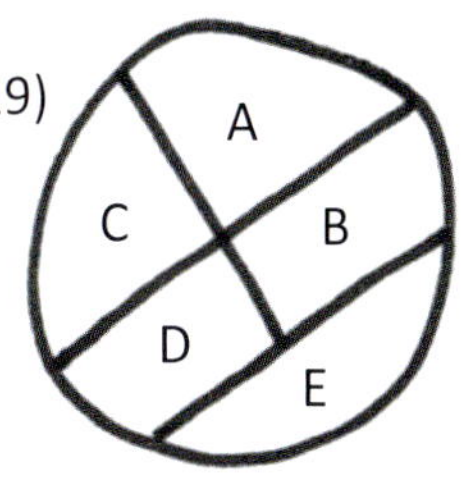

20)
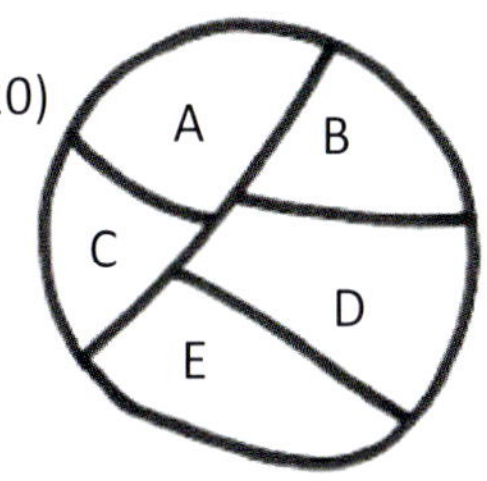

Übungsset 13 – Reproduktionsphase

Reproduzieren Sie die Positionen der schwarzen Felder aus der Einprägephase. (5 min.)

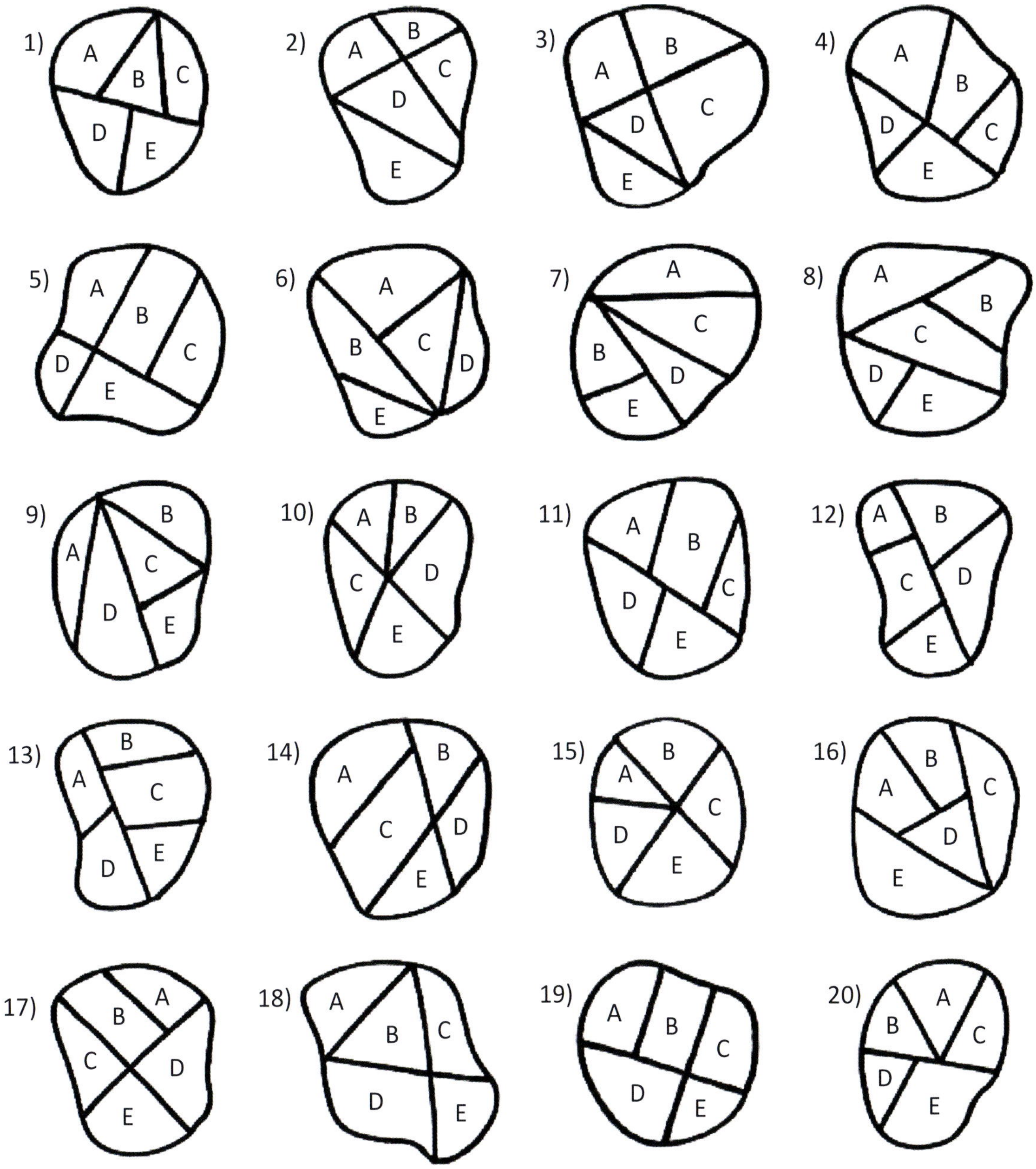

Übungsset 14 – Reproduktionsphase

Reproduzieren Sie die Positionen der schwarzen Felder aus der Einprägephase. (5 min.)

1)
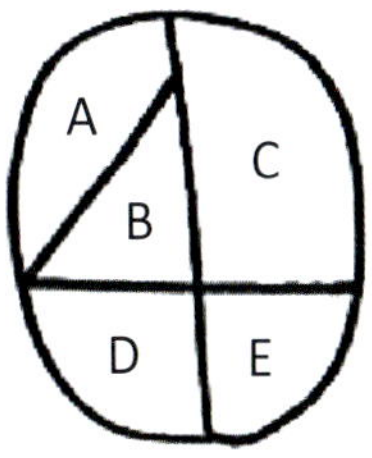

2)
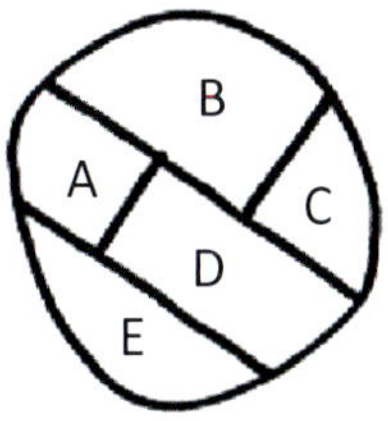

3)
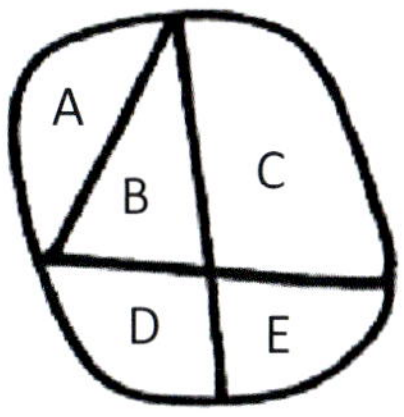

4)
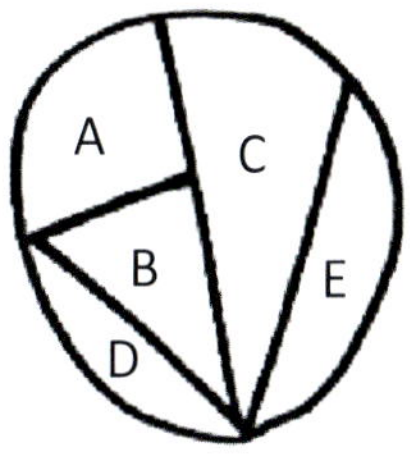

5)
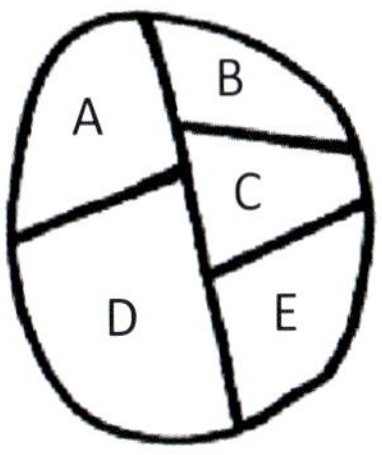

6)
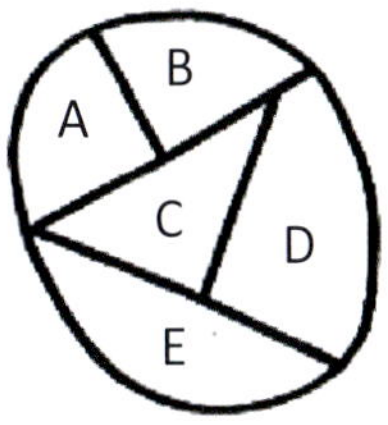

7)
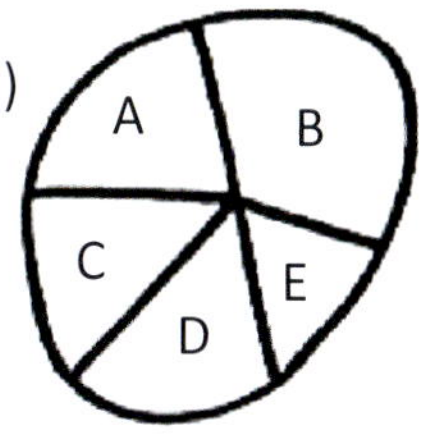

8)
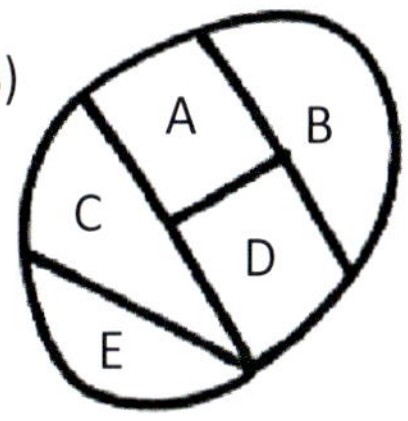

9)
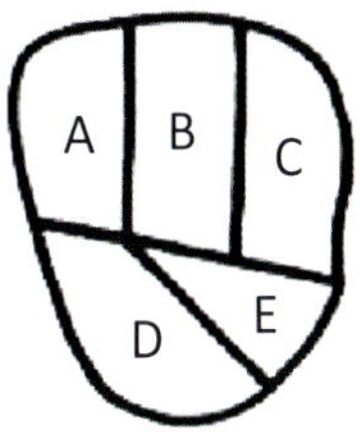

10)
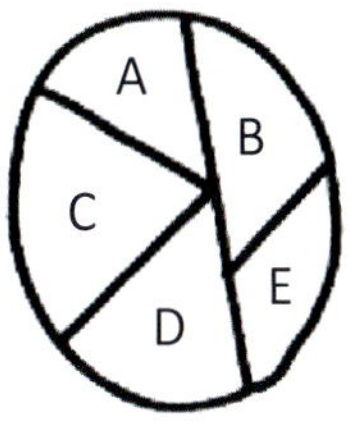

11)
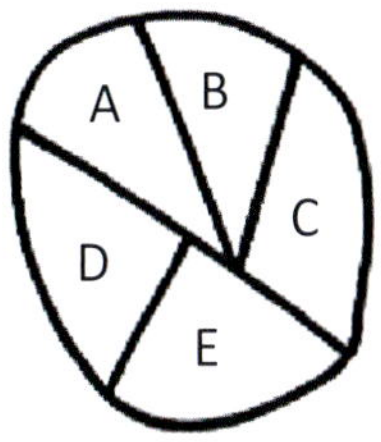

12)
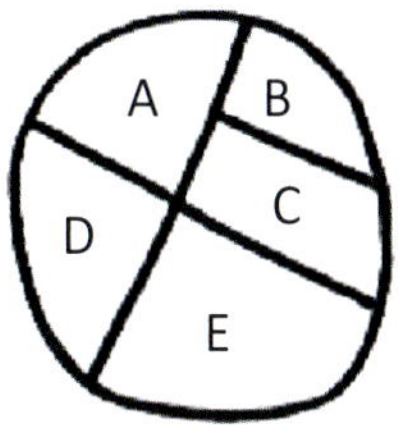

13)
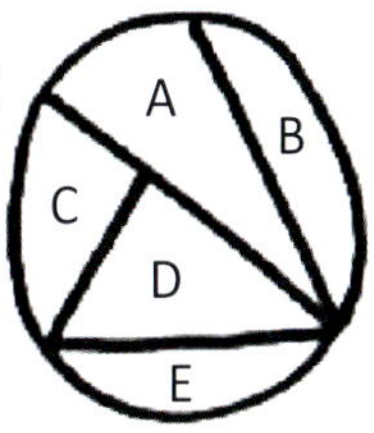

14)
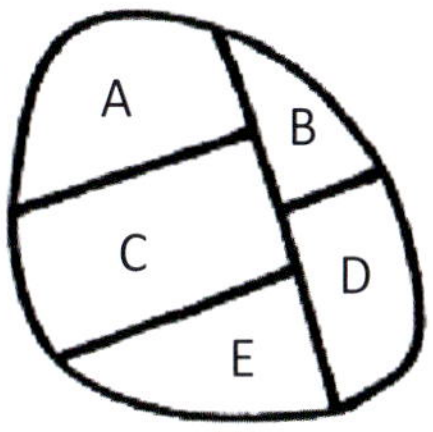

15)
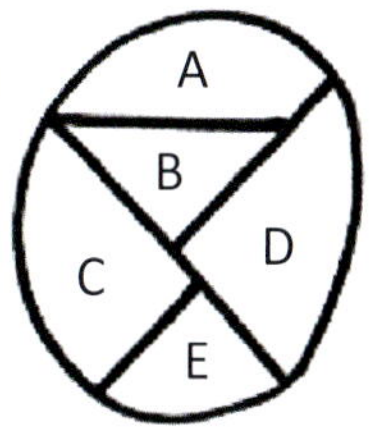

16)
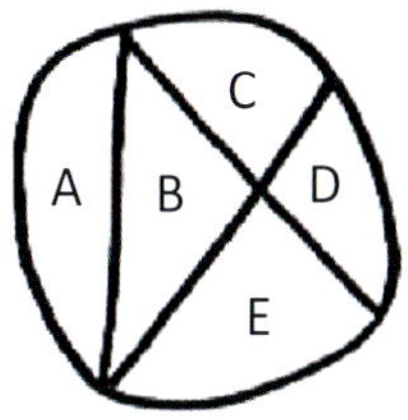

17)
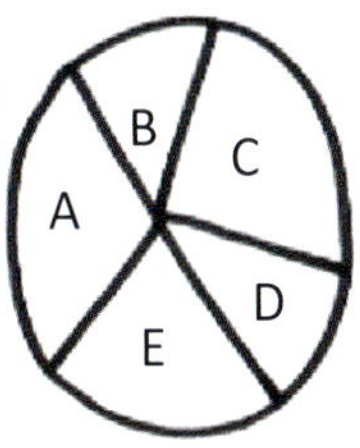

18)
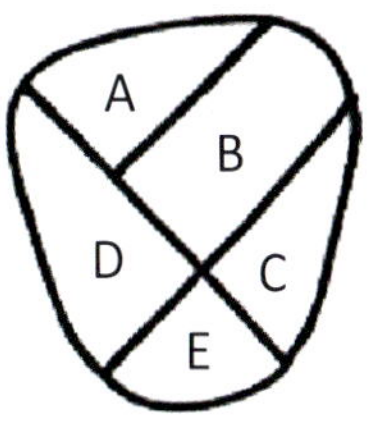

19)
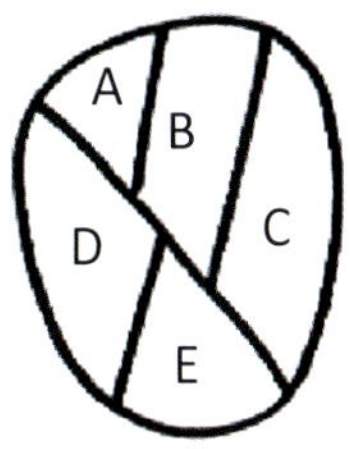

20)
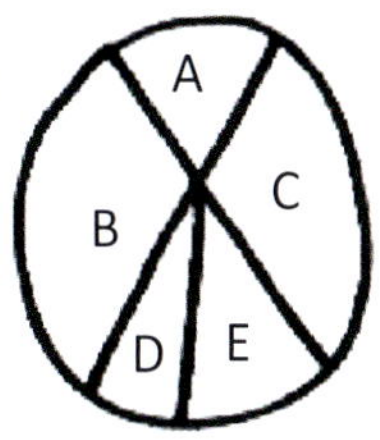

Übungsset 15 – Reproduktionsphase

Reproduzieren Sie die Positionen der schwarzen Felder aus der Einprägephase. (5 min.)

1)
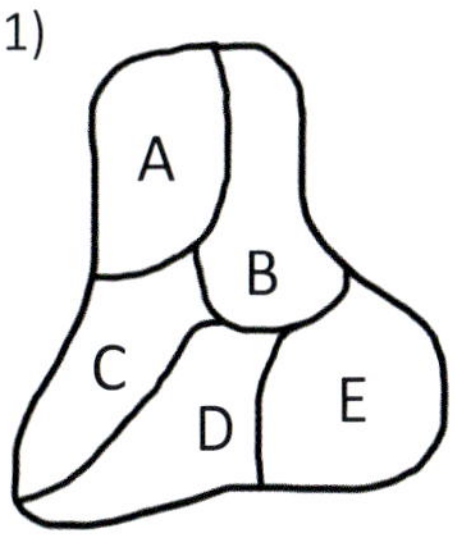

2)
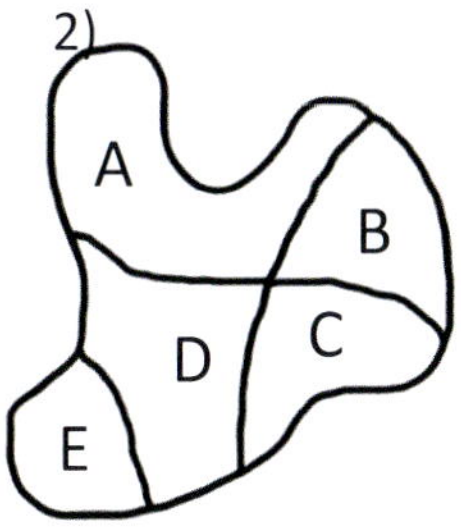

3)
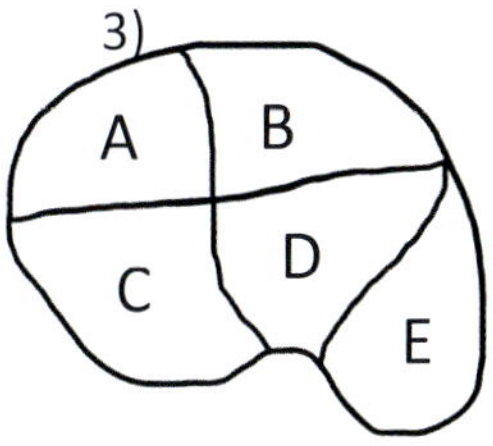

4)
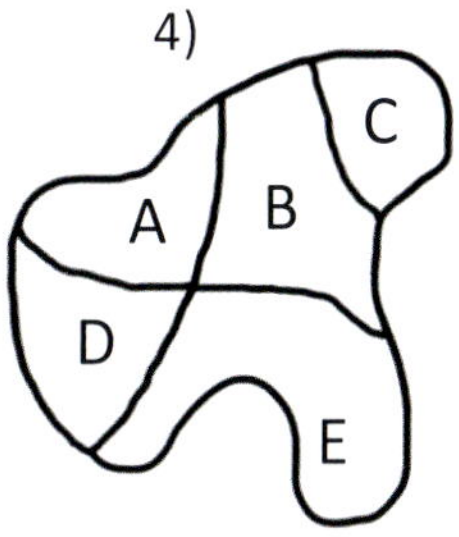

5)
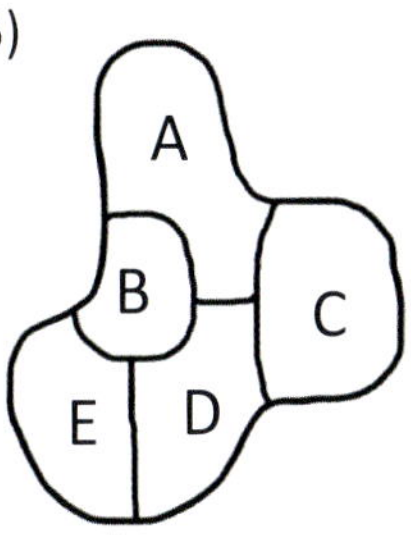

6)
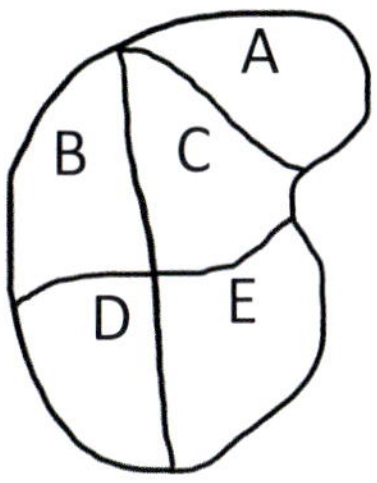

7)
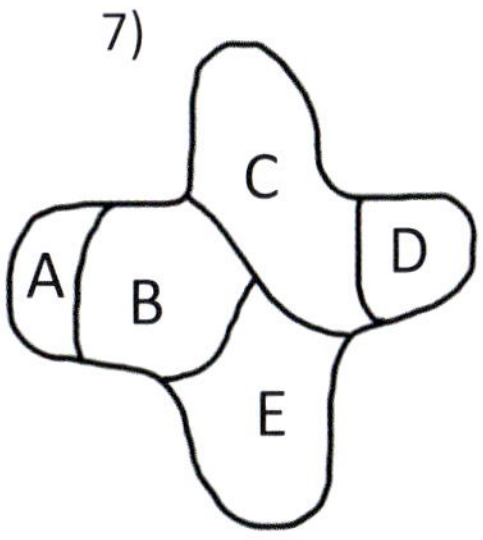

8)
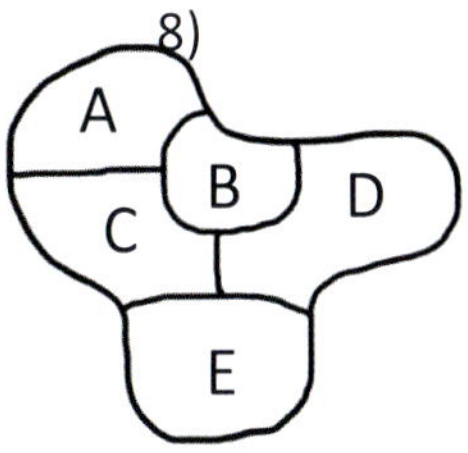

9)
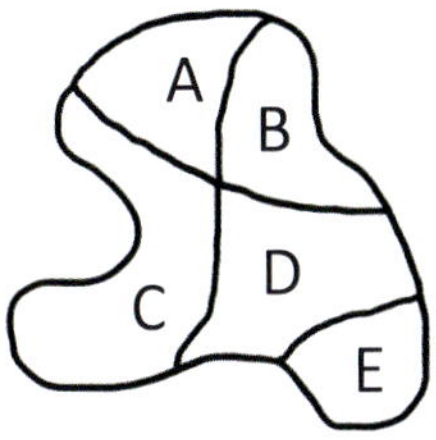

10)
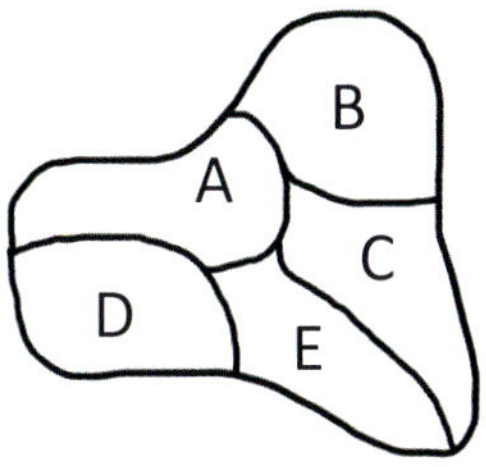

11)
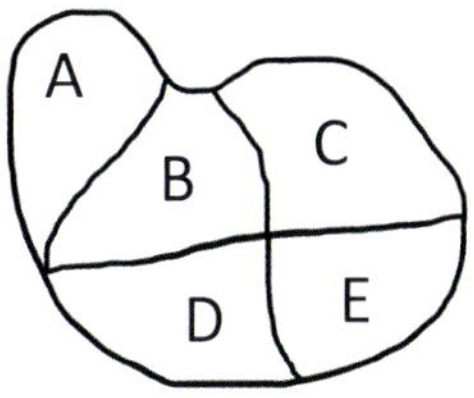

12)
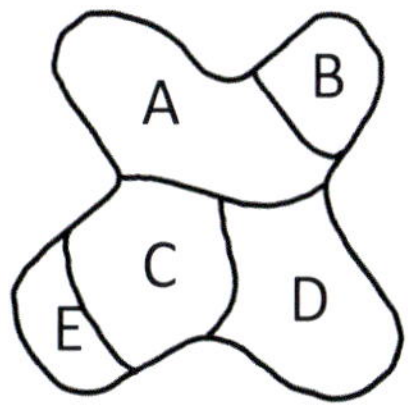

13)
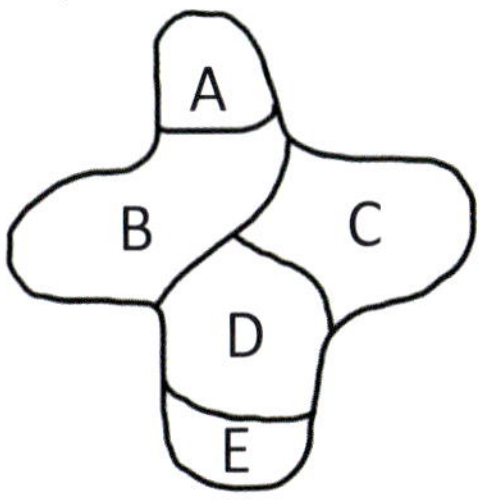

14)
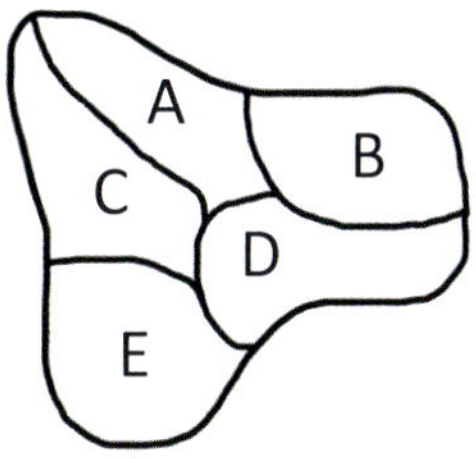

15)
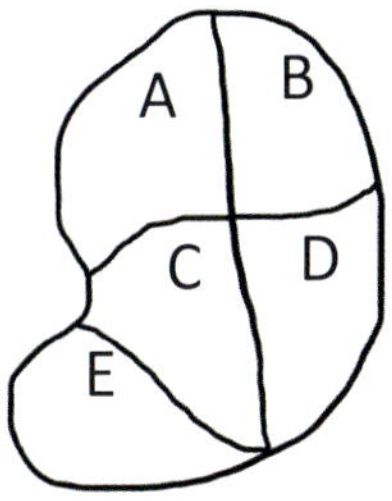

16)
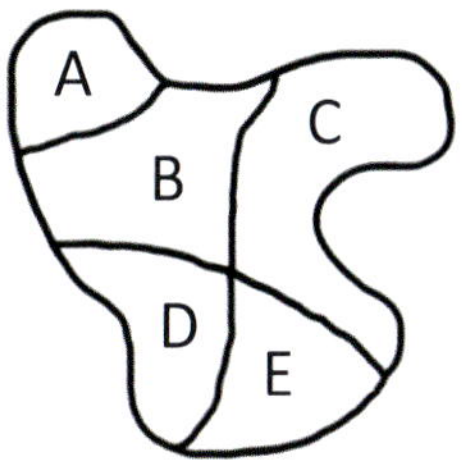

17)
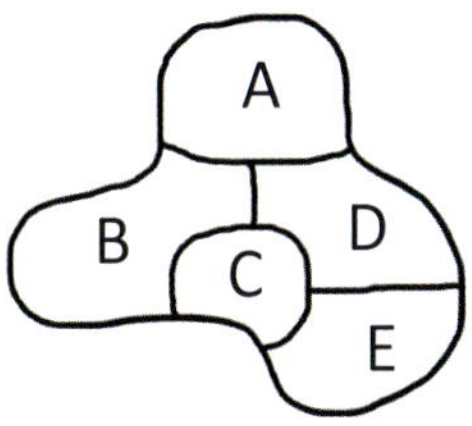

18)
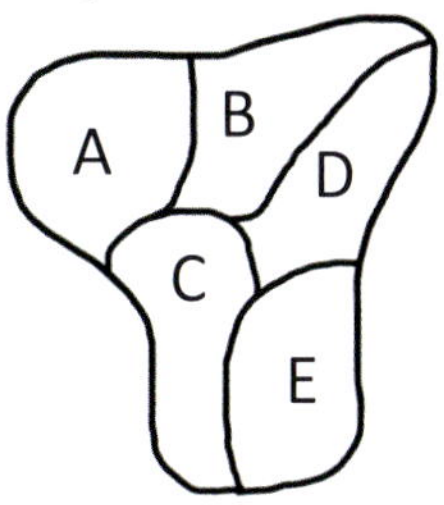

19)
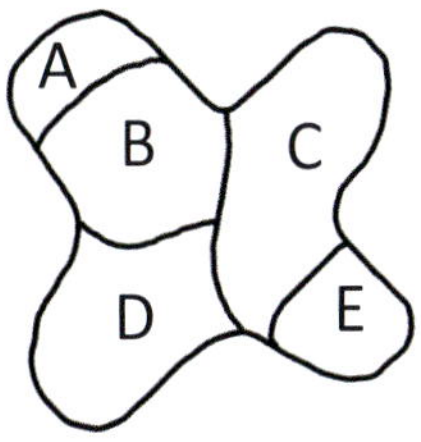

20)
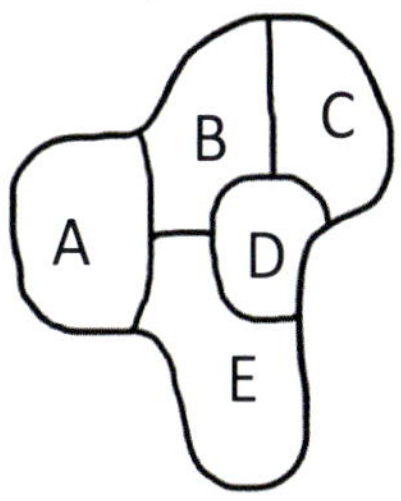

Übungsset 16 – Reproduktionsphase

Reproduzieren Sie die Positionen der schwarzen Felder aus der Einprägephase. (5 min.)

1)

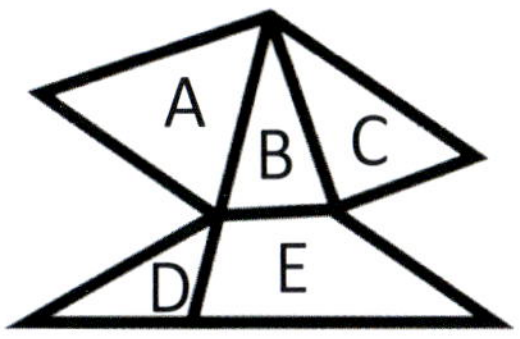

2)

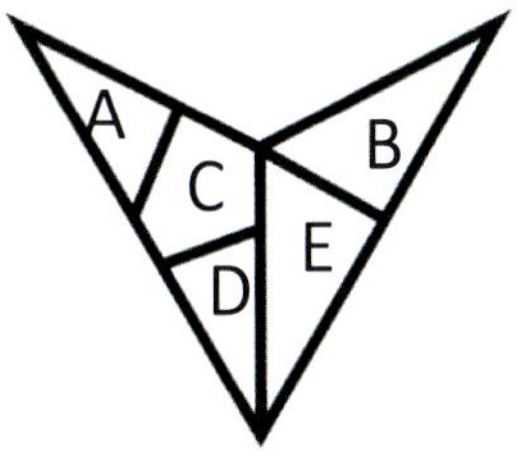

3)

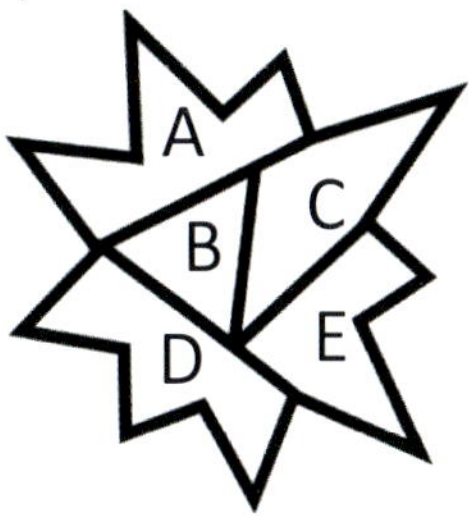

4)

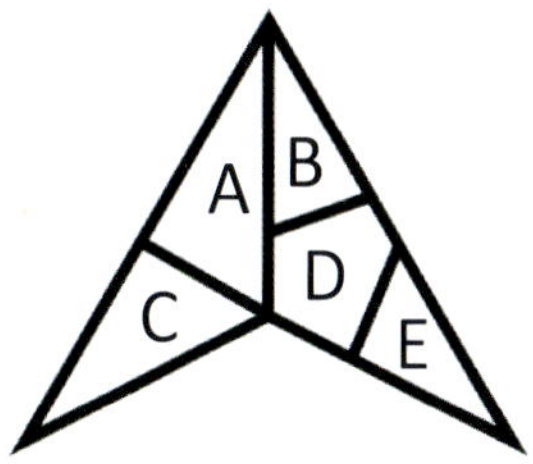

5)

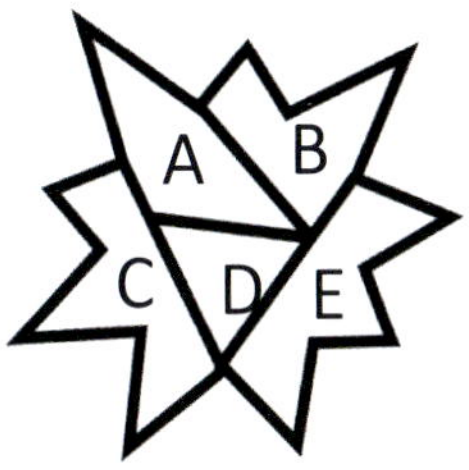

6)

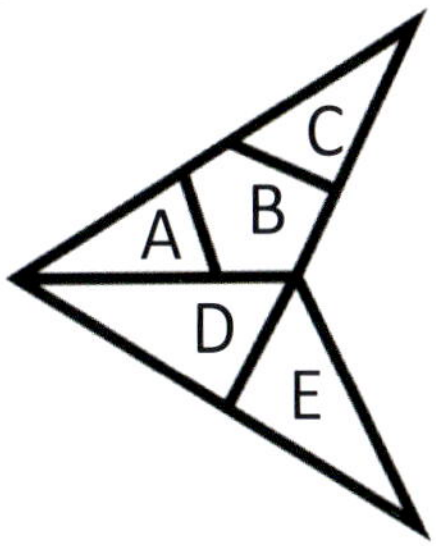

7)

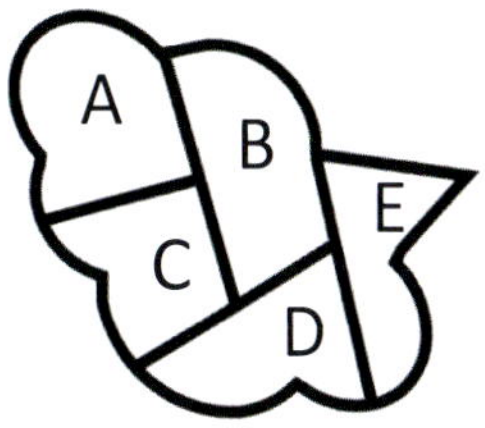

8)

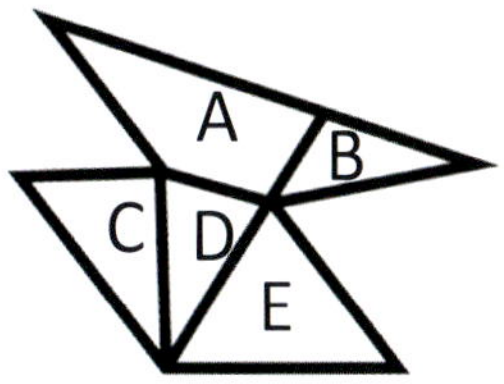

9)

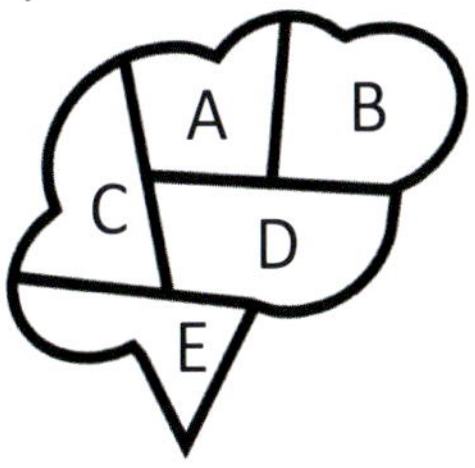

10)

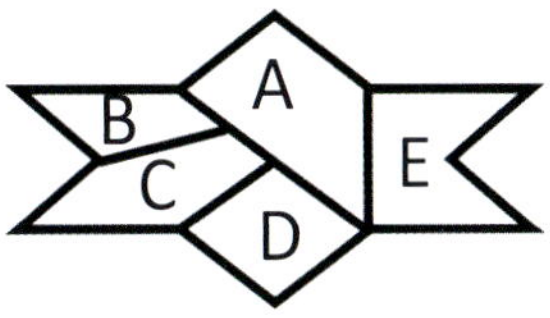

11)

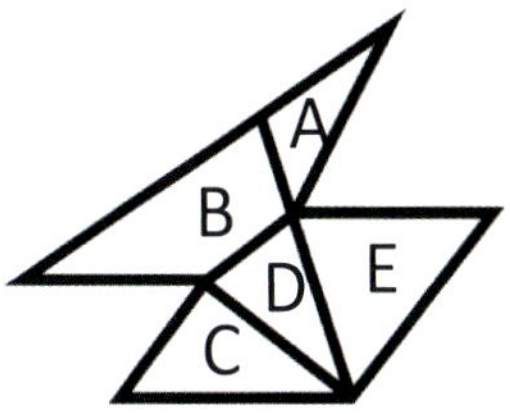

12)

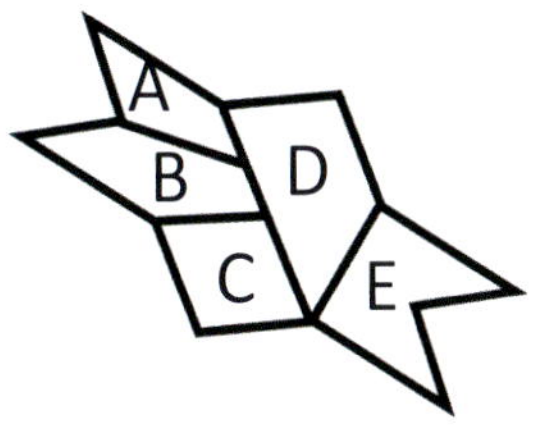

13)

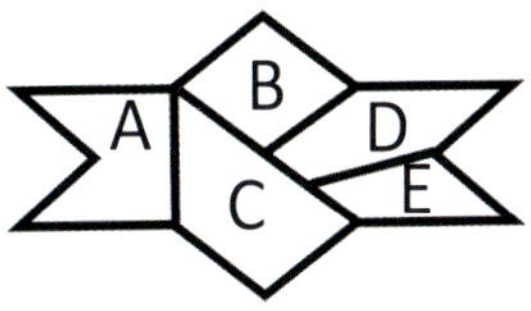

14)

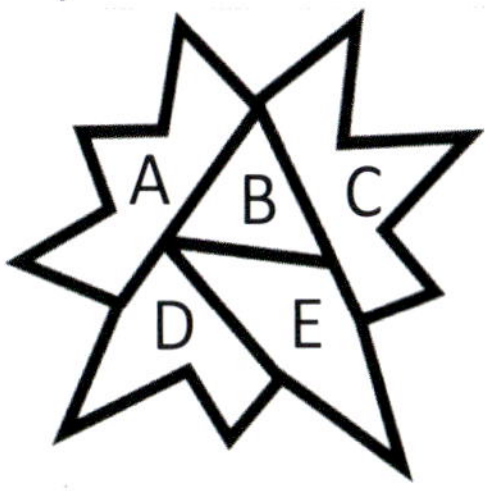

15)

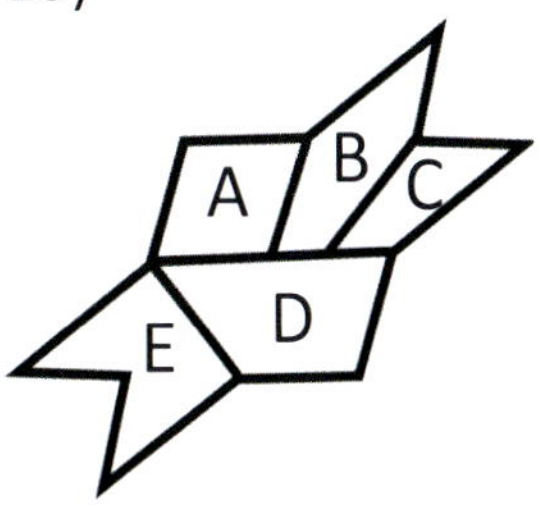

16)

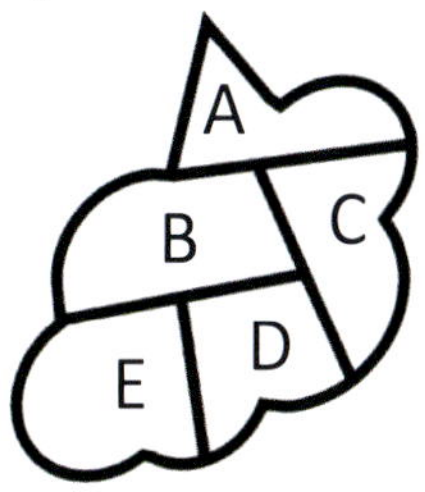

17)

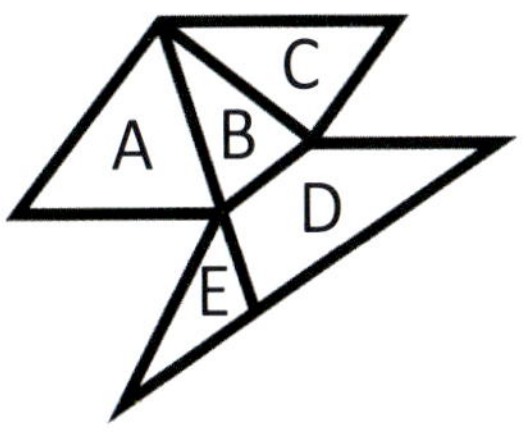

18)

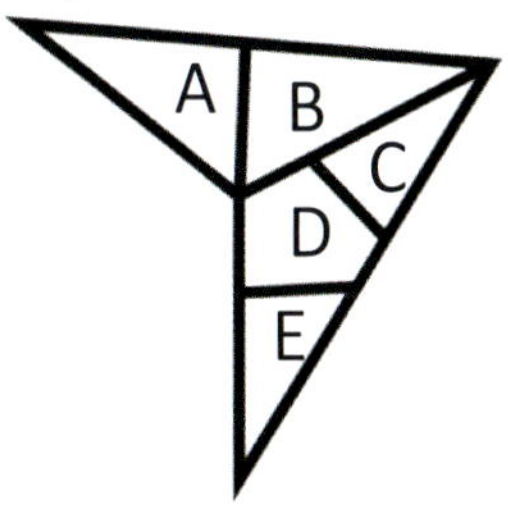

19)

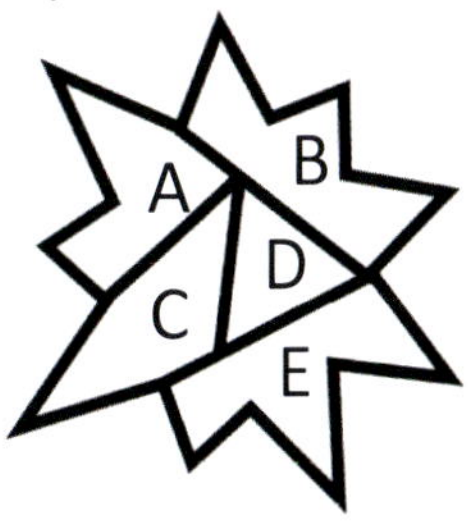

20)

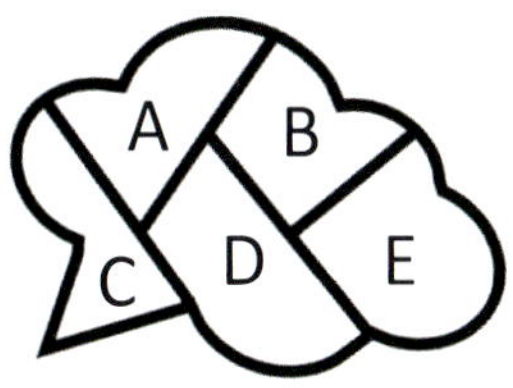

KAPITEL

3 Lösungen

Übungsset 1

Übung	Lösung	Übung	Lösung	Übung	Lösung
1	A	9	B	17	B
2	D	10	D	18	D
3	C	11	A	19	D
4	D	12	A	20	A
5	D	13	E		
6	B	14	D		
7	C	15	D		
8	D	16	C		

Übungsset 2

Übung	Lösung	Übung	Lösung	Übung	Lösung
1	C	9	C	17	C
2	D	10	B	18	D
3	B	11	D	19	D
4	E	12	B	20	B
5	E	13	E		
6	D	14	C		
7	A	15	D		
8	E	16	B		

Übungsset 3

Übung	Lösung	Übung	Lösung	Übung	Lösung
1	E	9	D	17	A
2	E	10	C	18	A
3	E	11	E	19	D
4	A	12	C	20	B
5	C	13	E		
6	C	14	C		
7	A	15	B		
8	D	16	B		

Übungsset 4

Übung	Lösung	Übung	Lösung	Übung	Lösung
1	E	9	E	17	D
2	B	10	C	18	D
3	E	11	B	19	E
4	B	12	D	20	A
5	A	13	B		
6	C	14	D		
7	B	15	A		
8	A	16	D		

Übungsset 5

Übung	Lösung	Übung	Lösung	Übung	Lösung
1	E	9	E	17	E
2	D	10	E	18	B
3	C	11	E	19	B
4	E	12	A	20	E
5	B	13	B		
6	E	14	C		
7	C	15	E		
8	B	16	C		

Übungsset 6

Übung	Lösung	Übung	Lösung	Übung	Lösung
1	E	9	D	17	C
2	C	10	D	18	E
3	B	11	E	19	E
4	B	12	B	20	C
5	C	13	A		
6	C	14	C		
7	A	15	A		
8	A	16	C		

Übungsset 7

Übung	Lösung	Übung	Lösung	Übung	Lösung
1	C	9	B	17	B
2	E	10	E	18	D
3	B	11	C	19	E
4	C	12	A	20	A
5	C	13	E		
6	C	14	C		
7	B	15	A		
8	D	16	C		

Übungsset 8

Übung	Lösung	Übung	Lösung	Übung	Lösung
1	E	9	D	17	E
2	A	10	E	18	D
3	C	11	B	19	E
4	A	12	C	20	C
5	C	13	A		
6	E	14	A		
7	A	15	D		
8	E	16	C		

Übungsset 9

Übung	Lösung	Übung	Lösung	Übung	Lösung
1	E	9	C	17	C
2	C	10	A	18	B
3	A	11	A	19	A
4	D	12	E	20	A
5	B	13	C		
6	D	14	A		
7	B	15	E		
8	C	16	C		

Übungsset 10

Übung	Lösung	Übung	Lösung	Übung	Lösung
1	C	9	C	17	A
2	D	10	B	18	E
3	D	11	D	19	D
4	D	12	D	20	D
5	E	13	E		
6	C	14	B		
7	B	15	C		
8	B	16	C		

Übungsset 11

Übung	Lösung	Übung	Lösung	Übung	Lösung
1	B	9	D	17	C
2	C	10	A	18	A
3	D	11	E	19	A
4	E	12	B	20	B
5	B	13	C		
6	E	14	E		
7	A	15	D		
8	D	16	B		

Übungsset 12

Übung	Lösung	Übung	Lösung	Übung	Lösung
1	B	9	B	17	D
2	A	10	D	18	E
3	E	11	D	19	E
4	D	12	A	20	E
5	A	13	A		
6	D	14	B		
7	E	15	D		
8	D	16	D		

Übungsset 13

Übung	Lösung	Übung	Lösung	Übung	Lösung
1	B	9	B	17	D
2	D	10	C	18	A
3	E	11	C	19	E
4	B	12	C	20	D
5	D	13	B		
6	C	14	D		
7	D	15	A		
8	B	16	B		

Übungsset 14

Übung	Lösung	Übung	Lösung	Übung	Lösung
1	A	9	C	17	E
2	B	10	D	18	E
3	B	11	A	19	B
4	B	12	C	20	A
5	E	13	E		
6	A	14	B		
7	A	15	B		
8	B	16	B		

Übungsset 15

Übung	Lösung	Übung	Lösung	Übung	Lösung
1	E	9	C	17	C
2	D	10	E	18	C
3	B	11	B	19	A
4	D	12	E	20	B
5	B	13	D		
6	A	14	C		
7	D	15	E		
8	D	16	C		

Übungsset 16

Übung	Lösung	Übung	Lösung	Übung	Lösung
1	E	9	A	17	B
2	A	10	C	18	E
3	B	11	C	19	B
4	D	12	A	20	D
5	A	13	A		
6	B	14	E		
7	E	15	D		
8	A	16	D		

Perfekt gewappnet zum Studienstart

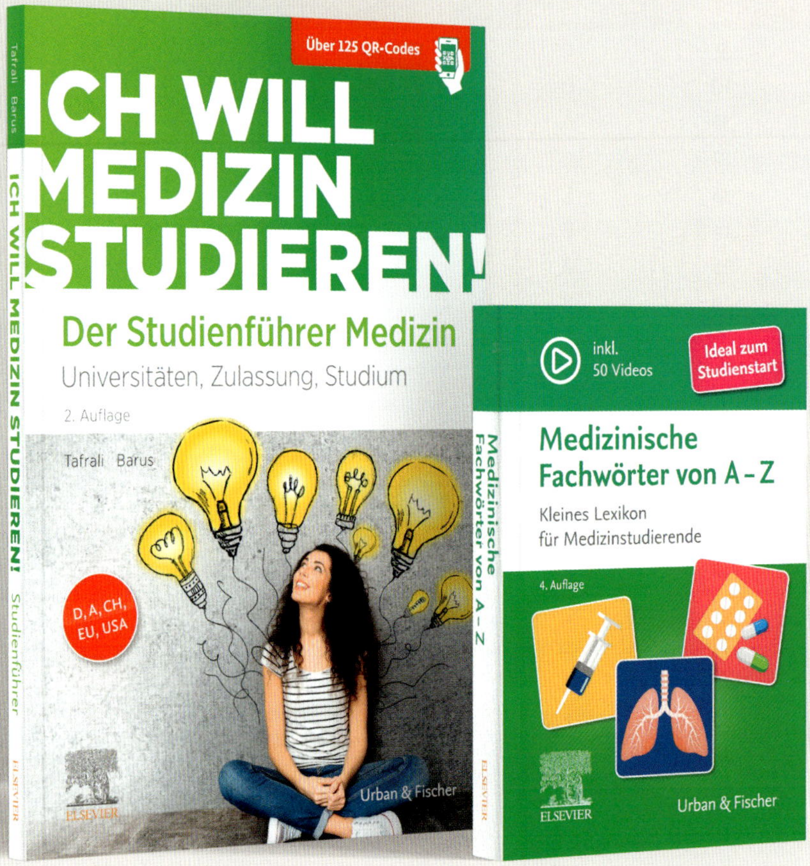

20240429b1 Irrtümer vorbehalten. Stand 05/2024

Melde dich für unseren Newsletter an unter www.elsevier.de/newsletter

ELSEVIER

Diese und viele weitere Titel sowie die aktuellen Preise findest du in deiner Buchhandlung vor Ort und unter **shop.elsevier.de**